普通高等教育"十三五"规划教材

全国高等院校医学实验教学规划教材

编审委员会主任委员　马晓健

编写委员会总主编　邬贤斌

医用物理学与电子学实验

主　编　廖吾清

副主编　祝铭山

编　委　（按姓氏笔画排序）

李文成　宋宗根　祝铭山　廖吾清

科学出版社

北　京

内 容 简 介

本教材是为医学院校学生编写的实验教材，内容包括医用物理学和医用电子学两门基础课的实验。本教材分为三部分，第一部分绪论，主要涉及实验误差和有效数字处理的基本知识；第二部分是医用物理学实验，包括与理论课和医学物理学结合密切的 12 个基本实验；第三部分是医用电子学实验，包括常用仪器使用、模拟电子电路和数字电路实验，以及模拟、数字技术在单片机中的应用演示实验等 12 个基本实验。

本教材为医用物理学和医用电子学两门课程的配套实验教材，适合作为普通高等医学院校各专业使用，也可作为相关培训实验教材和自学参考书。

图书在版编目（CIP）数据

医用物理学与电子学实验 / 廖吾清主编.—北京：科学出版社，2017.8
普通高等教育"十三五"规划教材•全国高等院校医学实验教学规划教材
ISBN 978-7-03-053391-3

Ⅰ.①医… Ⅱ.①廖… Ⅲ.①医用物理学–实验–高等学校–教材②医用电子学–实验–高等学校–教材 Ⅳ.①R312-33

中国版本图书馆 CIP 数据核字（2017）第 132986 号

责任编辑：周 园 / 责任校对：彭 涛
责任印制：徐晓晨 / 封面设计：陈 敬

科 学 出 版 社 出版
北京东黄城根北街 16 号
邮政编码：100717
http://www.sciencep.com

北京凌奇印刷有限责任公司 印刷
科学出版社发行 各地新华书店经销

*

2017 年 8 月第 一 版 开本：787×1092 1/16
2021 年 3 月第四次印刷 印张：11 1/2
字数：267 000
定价：39.80 元
（如有印装质量问题，我社负责调换）

全国高等院校医学实验教学规划教材
编审委员会

前　言

　　本书是为医学院校学生编写的实验教材，内容包括医用物理学和医用电子学两门基础课的实验，目的是为医学专业学生提供系统的医用物理学和医用电子学实验知识和技能，为后续课程的学习和将来从事医疗卫生、科研工作打好基础。教材编写贯彻了三基（基础理论、基本知识、基本技能）、五性（思想性、科学性、先进性、启发性、适用性）、三特定（特定的对象、特定的要求、特定的限制）的原则，以理论教材为基础，根据现代医学对医用物理学和医用电子学的基本需求，参考国内外有关教材，结合医学院校实验条件和教学改革经验编写而成，具有较强的实用性和可操作性。

　　本书分为三部分。第一部分绪论，主要涉及实验误差和有效数字处理的基本知识。第二部分是医用物理学实验，包括与理论课和医学结合密切的 12 个基本实验；通过实验，使学生掌握实验的思想、方法、技术和仪器装置，培养学生的基本实验技能和操作方法，培养学生进行科学实验的能力和良好的工作作风。第三部分是医用电子学实验，包括常用仪器使用、模拟电子电路和数字电路实验，以及模拟、数字技术在单片机中的应用演示实验等 12 个基本实验。通过实验，使学生巩固所学理论，掌握电子技术的实验知识和技能，进而使学生能借助医学仪器说明书看懂电路原理图，正确使用仪器，充分挖掘仪器的功能，为进一步学习现代医学诊疗仪器、分析仪器、检验仪器打下基础。本书可供高等医学院校临床、药学、医检、口腔、康复、法医、影像、生物医学工程等专业使用。

　　本书由湖南医药学院廖吾清老师担任主编，承担编写内容：绪论，医用物理学实验篇中的实验一至实验三、实验八、实验九、实验十一、实验十二，以及医用电子学实验篇中的实验一至实验十二，并负责全书的审定和统稿；祝铭山老师担任副主编，承担编写内容：医用物理学实验篇中的实验四至实验七、实验十。在编写过程中得到湖南医药学院领导和同事的大力支持，在此表示衷心的感谢。

　　由于水平有限，书中难免有不妥之处，希望同行、专家及使用本书的师生们提出宝贵的意见，以便今后不断完善。

廖吾清

2017 年 3 月 8 日

前 言

目　　录

绪　论

一、实验目的

　　医用物理实验是医用物理学课程的重要组成部分，是学生进入大学后学习实验技术、接受实验技能训练的开端，是实践能力培养的重要手段，也是后续课程实验的基础；医用电子学实验对于学生运用电子学理论知识，掌握电子技术实验技能，使用现代电子仪器，培养分析问题、解决问题和动手能力，造就实用型、应用型、创新型人才有着极其重要的作用。因此，实验的目的是：

　　(1) 通过实验，进一步验证、巩固和充实课堂上讲授的理论和概念，并适当地扩大知识面，从而对医学物理学的基本理论、基本概念有更深入的了解。

　　(2) 通过基本实验知识的学习，使学生掌握基本的误差理论、有效数字及其运算，一些基本物理量的测量原理和方法。

　　(3) 通过严格的基本操作、基本技能训练，使学生正确掌握实验操作技能，熟悉常用仪器的基本原理、性能和使用方法，正确记录、处理实验数据，分析判断实验结果，写出比较完整的实验报告。

　　(4) 通过实验培养学生独立工作、独立思考的能力，培养学生的科学精神、创新思维和创新能力，为后续课程的学习打下良好的基础。

　　(5) 通过实验培养学生严肃的科学态度、严谨的工作作风和优良的科学素质，以及分析问题、解决问题的独立工作能力，培养团结协作的精神，使学生逐步掌握科学研究的方法，并树立勇于探索、敢于创新的科学态度。

二、实验课具体要求

　　(1) 实验前必须充分预习，完成指定的预习任务，明确实验目的与要求，了解实验原理与方法。实验课前，老师在预习作业上签字，学生方能实验。

　　(2) 对于医用物理学实验，要熟悉常用仪器的一般原理及使用方法，如游标卡尺、螺旋测微器、数字示波器、数字函数信号发生器、数字万用表、听觉实验仪、数字心电图机、分光计、旋光仪、模拟实验箱和数字实验箱等；对于医用电子学实验，要进一步熟悉电子技术的重要仪器——数字示波器和数字万用表的使用，掌握基本的五个模拟电子电路、六个数字电路的实验原理和实验技能，了解模拟、数字电路在单片机系统中的应用。

　　(3) 了解实验误差的基本概念，分析误差产生的原因，正确按照误差理论知识处理有效数字，并进行误差计算，做好原始数据和处理数据的记录。

　　(4) 能正确按照数据画出图、曲线，会利用图、曲线分析实验结果。

　　(5) 写出正确的实验报告，总结自己的实验结果。

　　实验报告应完整、真实地反映实验结果，是实验工作的全面总结；要求形式简洁、文字通顺、字迹工整、图表规范、结果正确、分析讨论认真。实验报告内容包括：①实验名称；②实验目的；③仪器器材；④实验原理简述；⑤原始数据的记录与数据处理；⑥误差分析与讨论；⑦实验总结。

(6) 实验过程中若发现仪器出现故障或其他异常情况(例如，有元件冒烟、过于发烫或有异味)，应立即停止实验，切断电源，报告指导教师。找出原因、排除故障，经指导教师同意后再继续实验。

(7) 实验结束后，必须关断电源，并将仪器、设备、工具、导线等按规定整理好。教师在实验原始数据记录表上签字，学生才能离开实验室。

三、实验误差和有效数字处理基本知识

(一) 误差及其分类

1. 误差定义 每一个物理量都是客观存在的，在一定的条件下具有不以人的意志为转移的客观大小，人们将它称为该物理量的真值。测量的目的是获得待测量的真值，但真值一般是不能准确测量到的。真值常有三种：①理论真值，如三角形三个内角和为180°；②计量学约定真值，如长度单位米、时间单位秒、电流强度单位安培、温度单位开尔文等；③标准器的相对真值，例如，为了使用上的需要，有时可以把高一级标准器测得的结果作为低一级标准器测量所得测量值的相对真值。

然而由于实验设备的精度、测量方法的严密性、测量者观察能力的局限性、环境的不稳定性、测量理论的近似性等因素的影响，测量值总是真值的近似值。测量值与真值之间的差异称为误差，也称绝对误差，即：误差=测量值–真值。若用 X 表示测量值，X_0 表示真值，ΔX 表示误差，则

$$\Delta X = X - X_0 \tag{0-1}$$

2. 误差分类 根据误差的性质及产生的原因，误差可分为系统误差、随机误差和粗大误差三类。

(1) 系统误差：在相同的观测条件下，对某物理量进行了多次观测，如果误差出现的大小和符号均相同或按一定的规律变化，则这种误差称为系统误差。其特点是测量结果总朝一个方向偏离真值，这种误差可以通过校正仪器装置、改进测量方法尽量减少或消除。根据产生的原因，系统误差一般有如下几种：

1) 设备误差：用来进行直接测量或间接测量的仪器、仪表本身具有的误差(如分光计、万用表本身的误差)，即仪器误差；作为标准器具的标准砝码、标准电池、标准电阻等本身含有的误差；测量附件引入的误差，如电路实验中的开关、电源、连接导线所引起的误差。

仪器误差是仪器设计、生产时引入的误差，由厂商或计量部门给出，一般在仪器铭牌上标明或在说明书上写明。读数误差是由测量者读数时引入的误差，只要正确细心读数，一般可忽略。

在物理和电子技术实验中，通常把仪器的示值误差限或基本误差限取作仪器误差。例如，最小分度为0.02mm的游标卡尺，其示值误差为0.02mm；最小分度为0.01mm的螺旋测微器，其示值误差为 0.004mm；量程为 10V 的 0.5 级电压表，基本误差限为10V×0.5%=0.05V。

2) 方法误差：实验所依据理论、方法等的近似性引起的误差，或实验条件达不到理论公式要求引起的误差。

3) 人员误差：实验人员生理上的最小分辨力、感官的生理变化、反应速度和习惯所引起的误差。

(2) 随机误差：在相同的测量条件下，对某物理量进行多次测量，如果误差的绝对值和符号的变化时大时小、时正时负，没有确定的规律，那么这种随机变化的误差称为随机误差或偶然误差。例如，游标卡尺测量长度时的读数误差属于随机误差。

由于随机误差具有偶然的性质，不能预先知道，所以也就无法从测量过程中予以修正或加以消除。但是，随机误差在多次重复测量中服从统计规律，在一定条件下，可以用增加测量次数的方法加以控制，从而减少它对测量结果的影响。

(3) 粗大误差：在规定测量条件下，明显超出统计规律预期值的误差称为粗大误差。含有粗大误差的测得值称为坏值或异常值，由于严重歪曲了实际情况，所以在处理数据时应将其剔除。

产生粗大误差的主要原因如下：

1) 客观原因：电压突变、机械冲击、外界震动、电磁(静电)干扰、仪器故障等引起了测试仪器的测量值异常或被测物品的位置相对移动，从而产生了粗大误差。

2) 主观原因：使用了有缺陷的仪器、量具；实验状况未达到预想的要求而匆忙实验，操作时疏忽大意、违反操作规程，读数、记录、计算的错误等。另外，环境条件的反常突变因素也是产生这些误差的原因。

只要实验人员准备充分、注意细节、认真操作，粗大误差一般可以避免。所以，在误差分析时，通常要处理的误差只有系统误差与随机误差两类。

3. 测量精度　测量精度指测量的结果相对于被测量真值的偏离程度。精度高的实验，测量结果误差小。精度可细分为精密度、准确度和精确度。图 0-1 是准确度、精密度与精确度区别示意图。

(1) 精密度：表示一组测量值的偏离程度。或者说，多次测量时，表示测得值重复性的高低。如果多次测量值都很接近，即偶然误差小，则称为精密度高。可见，精密度与偶然误差相联系。

(2) 准确度：表示一组测量值与真值的接近程度。测量值与真值越接近，或者说系统误差越小，其准确度越高。所以，准确度与系统误差相联系。

(3) 精确度：它是对测量的精密度和准确度的综合评价，反映系统误差与偶然误差合成大小的程度。在实验测量中，精密度高的，准确度不一定高；准确度高的，精密度不一定高；但精确度高的，精密度和准确度都高。

精密度高　　　　　精密度高　　　　　精密度低
准确度高　　　　　准确度低　　　　　准确度高
精确度高　　　　　精确度低　　　　　精确度低

图 0-1　准确度、精密度与精确度示意图

(二) 直接测量结果及其随机误差的估计

在测量中，待测量的值可以从仪器或仪表上直接读出，这种测量称为直接测量，相应的物理量为直接测得量，例如，米尺测长度，天平称质量，万用表测电压等。

由于直接测量一般无法得到真值，故误差不能完全避免，也不能完全确定，误差只能通过一定的方法加以估计。假定系统误差和粗大误差已经消除或修正，下面对剩下的随机误差进行处理。

1. 多次直接测量的误差处理

(1) 算术平均值：由于随机误差具有抵偿性，即多次测量平均值的随机误差比单次测量的随机误差小。为了减小随机误差，应尽可能采用多次测量，以算术平均值作为测量结果。在相同条件下，对某一物理量 X 进行了 n 次等精度的重复测量，测得值分别为：X_1，X_2，$\cdots$，X_n，如果用 $\overline{X}$ 表示算术平均值，则

$$\overline{X} = \frac{1}{n}(X_1 + X_2 + X_3 + \cdots + X_n) = \frac{1}{n}\sum_{i=1}^{n} X_i \tag{0-2}$$

根据误差统计理论，算术平均值 $\overline{X}$ 最接近于真值，我们称之为测量结果的最佳值或近真值。当测量次数无限增加时，算术平均值将无限接近于真值。

(2) 算术平均偏差：根据式(0-1)误差定义，因为真值不能够确定，所以误差只能估算。随机误差的估算方法有多种，算术平均偏差是常用的一种。

设各次实验测量值 X_i 与算术平均值 $\overline{X}$ 的偏差为 ΔX_i，$i=1$，2，3，$\cdots$，n，则各次测量的偏差分别为 $\Delta X_1 = X_1 - \overline{X}$，$\Delta X_2 = X_2 - \overline{X}$，$\cdots$，$\Delta X_n = X_n - \overline{X}$。

再将各次测量的偏差分别取绝对值，求其平均值，得

$$\Delta X = \frac{1}{n}(|\Delta X_1| + |\Delta X_2| + \cdots + |\Delta X_n|) = \frac{1}{n}\sum_{i=1}^{n}|\Delta X_i| \tag{0-3}$$

式中，ΔX 称为算术平均偏差，或平均绝对偏差。

要强调的是，误差和偏差有区别。误差是测量值与真值之差，偏差是测量值与平均值之差。当测量次数很多时，算术平均值 $\overline{X}$ 就接近于真值，各次测量值与 $\overline{X}$ 的偏差也就接近于与真值的误差。因此，通常不区分偏差与误差，就简单地将算术平均偏差认为是算术平均误差，或平均绝对误差。于是，实验的测量结果表示为

$$X = \overline{X} \pm \Delta X \,(单位) \tag{0-4}$$

式(0-4)整个称为测量结果表达式，X 是测量值，$\overline{X}$ 是多次测量的算术平均值(即最佳测定值或近真值)，ΔX 为算术平均误差(即平均绝对误差)；"±"号表示每次测量值可能比 $\overline{X}$ 大或小一些。

测量结果表达式的含义是：被测物理量的真值一般落在区间($X-\Delta X$，$X+\Delta X$)之内，但不排除会有个别测量值落在区间($X-\Delta X$，$X+\Delta X$)以外的可能性。

例如，对某个物体高度进行多次测量后，经计算，测量结果表示为

$$H = \overline{H} \pm \Delta H = (20.40 \pm 0.05)(\text{cm})$$

其中近真值 20.40、平均绝对误差 0.05、单位 cm 三者缺一不可。

严格来说，测量结果表达式应是 $X = \overline{X} \pm U$(单位)，其中 U 是测量结果的不确定度。因为按国家计量标准计算不确定度比较复杂，为简单起见，本书用算术平均误差 ΔX 来近似

替代不确定度 U。

(3) 相对误差：平均绝对误差仅说明误差的绝对值大小，可大体上说明测量结果的好坏，但不能描述测量结果的准确度。为了描述测量的准确度，通常采用相对误差(又称百分误差)概念。平均绝对误差与算术平均值之比称为相对误差 E，表示为

$$E = \frac{\overline{\Delta X}}{\overline{X}} \times 100\% \tag{0-5}$$

例　实验测得两个物体的长度分别为

$$L_1 = \overline{L_1} \pm \Delta L_1 = (20.40 \pm 0.05)(\text{cm}) \qquad L_2 = \overline{L_2} \pm \Delta L_2 = (2.50 \pm 0.05)(\text{cm})$$

分别求其相对误差。

解　$E_1 = \dfrac{0.05}{20.40} \times 100\% \approx 0.245\% \approx 0.2\%$　　　$E_2 = \dfrac{0.05}{2.50} \times 100\% = 2\%$

计算结果表明，长度 L_1 和 L_2 的绝对误差虽然一样，但后者相对误差是前者的 10 倍，说明长度 L_1 的测量要准确得多。因此，相对误差越小，测量精度越高。

测量结果表达式也可以用相对误差表示

$$X = \overline{X} (1 \pm E)(\text{单位}) \tag{0-6}$$

(4) 最大引用相对误差：用测量仪器(如万用表)在一个量程范围内出现的最大绝对误差 Δx_m 与该量程值(上限　值–下限值)x_m 之比来表示的相对误差叫做最大引用相对误差 γ_m，即

$$\gamma_m = \frac{\Delta x_m}{x_m} \times 100\% \text{。}$$

仪器各量程内绝对误差的最大值：$\Delta x_m = \gamma_m \cdot x_m$。

我国电工仪表共分七级：0.1，0.2，0.5，1.0，1.5，2.5，5.0。如果仪表为 a 级，则说明该仪表的引用误差不超过 $a\%$，即最大引用相对误差为 $a\%$。

测量值 x 的相对误差

$$E_x = \frac{\Delta x}{x} = \frac{\Delta x}{x} \cdot \frac{x_m}{\Delta x_m} \cdot \frac{\Delta x_m}{x_m} = \frac{x_m}{x} \cdot \frac{\Delta x_m}{x_m} \cdot \frac{\Delta x}{\Delta x_m} \leqslant \frac{x_m}{x} \cdot \frac{\Delta x_m}{x_m} = \frac{\Delta x_m}{x} \times a\%$$

其中，x 为测量值，x_m 为量程。可见，测量值 x 的最大相对误差为 $E_{xm} = \dfrac{\Delta x_m}{x} \times a\%$。

在使用电工仪表类仪器测量时，应选择恰当的量程，使示值(读数值)尽可能接近于满度值，指针最好能偏转在不小于满度值 2/3 以上的区域。

这里说明一下，初学者主要是要树立误差的概念和对实验结果进行粗略、简明的分析，对于均方根误差和其他形式的误差，本书不作介绍。

2. 单次直接测量的误差处理

由于有些物理量的测量精度要求不高，或物理量的误差对整体影响较小，所以只测量一次即可满足测量要求。单次测量误差的估计一般有三种情况：

(1) 在已知仪器误差情况下，单次测量的误差取仪器误差。

(2) 在没有给出仪器误差的情况下，对连续读数的仪器，取测量仪器最小分度值一半作为单次测量的误差；对非连续读数的仪器，取测量仪器的最小分度值作为单次测量的误差。

(3) 对于其余一些特殊情况，单次测量的仪器误差示具体情况而定，如秒表和天平。

单次测量结果表达式仍用式(0-4)表示。

(三) 间接测得量误差的估计

间接测量是用仪器测量某些直接测得量后，通过特定的函数关系计算，得出被测量值 (如体积)的测量，相应的物理量称为间接测得量。

因为直接测量值有误差，所以由函数关系式计算得到的间接测量值也一定存在误差。间接测得量误差是由直接测量值的误差经函数公式计算传播(即误差计算传递)产生的，这种误差叫传递误差。

1. 间接测量值 y 的绝对误差计算公式　设间接测量值 y 是互相独立的直接测量值 x_1, x_2, ···, x_n 的函数，$y = f(x_1, x_2, ···, x_n)$。按微分学知识，当自变量有增量 Δx_1, Δx_2, Δx_3, ···, Δx_n 时，函数 y 相应的增量 Δy 近似为

$$\Delta y \approx \frac{\partial f}{\partial x_1}\Delta x_1 + \frac{\partial f}{\partial x_2}\Delta x_2 + ··· + \frac{\partial f}{\partial x_n}\Delta x_n$$

考虑到误差宁大勿小原则(以保证测量结果的可靠性)，将各误差项取绝对值后再相加；且因误差本来就是一个估计值，故用等号代替上式中的近似号，得到间接测量值 y 的绝对误差 Δy 的计算公式如下：

$$\Delta y = |\frac{\partial f}{\partial x_1}\Delta x_1| + |\frac{\partial f}{\partial x_2}\Delta x_2| + ··· + |\frac{\partial f}{\partial x_n}\Delta x_n| \tag{0-7}$$

2. 间接测量值 y 相对误差计算公式　将函数 $y = f(x_1, x_2, ···, x_n)$ 两边取对数，再求全微分，与绝对误差的考虑一样，得到间接测量值 y 的相对误差 E 的计算公式

$$E = \frac{\Delta y}{y} = |\frac{\partial \ln f}{\partial x_1}\Delta x_1| + |\frac{\partial \ln f}{\partial x_2}\Delta x_2| + ··· + |\frac{\partial \ln f}{\partial x_n}\Delta x_n| \tag{0-8}$$

显而易见，对和差的函数，用式(0-7)计算绝对误差方便；对积商的函数，用式(0-8)计算相对误差方便。用式(0-7)和(0-8)导出一些常用函数的误差传播公式，见表 0-1。

表 0-1　常用函数的误差传播公式

序号	函数关系 $y = f(x_1, x_2, ···, x_n)$	绝对误差 Δy	相对误差 $E = \dfrac{\Delta y}{y}$
1	$y = x_1 + x_2 + x_3 + ···$	$\Delta x_1 + \Delta x_2 + \Delta x_3 + ···$	$\dfrac{\Delta x_1 + \Delta x_2 + \Delta x_3 + ···}{x_1 + x_2 + x_3 + ···}$
2	$y = x_1 - x_2$	$\Delta x_1 + \Delta x_2$	$\dfrac{\Delta x_1 + \Delta x_2}{x_1 - x_2}$
3	$y = x_1 \cdot x_2$	$\Delta x_1 \cdot x_2 + x_1 \Delta x_2$	$\dfrac{\Delta x_1}{x_1} + \dfrac{\Delta x_2}{x_2}$
4	$y = \dfrac{x_1}{x_2}$	$\dfrac{x_1 \Delta x_2 + x_2 \Delta x_1}{x_2^2}$	$\dfrac{\Delta x_1}{x_1} + \dfrac{\Delta x_2}{x_2}$
5	$y = kx$	$k\Delta x$	$\dfrac{\Delta x}{x}$
6	$y = x^n$	$nx^{n-1}\Delta x$	$n\dfrac{\Delta x}{x}$
7	$y = \sqrt[n]{x}$	$\dfrac{1}{n}x^{\left(\frac{1}{n}-1\right)}\Delta x$	$\dfrac{1}{n}\dfrac{\Delta x}{x}$
8	$y = \sin x$	$\cos x \cdot \Delta x$	$\cot x \cdot \Delta x$
9	$y = \cos x$	$\sin x \cdot \Delta x$	$\tan x \cdot \Delta x$
10	$y = \tan x$	$\dfrac{\Delta x}{\cos^2 x}$	$\dfrac{2\Delta x}{\sin^2 x}$

序号	函数关系 $y = f(x_1, x_2, \cdots, x_n)$	绝对误差 Δy	相对误差 $E = \dfrac{\Delta y}{y}$
11	$y = \cot x$	$\dfrac{\Delta x}{\sin^2 x}$	$\dfrac{2\Delta x}{\sin^2 x}$

注：表中的 x_1，x_2，$\cdots$，x_n，x 是各个直接测量值的算术平均值；Δx_1，Δx_2，$\cdots$，Δx_n，Δx 是各个直接测量值的平均绝对误差。

(四) 有效数字及其运算

1. 有效数字　用仪器直接测量的数值都会有一定误差，因此，测量的数据都只是近似数。仪器上读出的几位可靠数字连同其后的一位可疑数字称为测量结果的有效数字。

例如，如图 0-2 所示，用一个量程为 50V、最小分度为 1V 的指针式电压表测量电压，测量值最多只可能有 3 位数字。

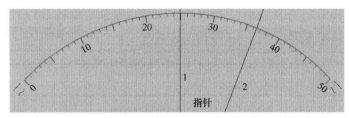

图 0-2　指针式万用表测量时指针两种位置

图 0-2 中指针所处 2 位置，测得的电压为 36.4V，其中前两位数 "36" 是直接从电压表上准确读出的，末位数字 "4" 是估读。估读位因人而异，末位数 "4" 是有疑问的，称为可疑数字。"4" 虽然可疑，即有误差，但仍然反映了客观实际，因此，它是有效的。如果再估读存疑数字以后的各位，既没有必要也不可能。因此，36.4 是有效数字，有 3 位。

图 0-2 中指针所处 1 位置，指针恰好指示在 25V 的刻线上，这时的电压读数记为 25.0V，末位的 "0" 仍然是有效数字，表示这一位是可疑的，是有误差的。绝不能记为 25V，否则就表明 "5" 是可疑数字，说明电压表的最小分度不是 1V 而是 10V。所以，一个物理量的测量值与数学上一个数的意义是不同的。

有些仪器如数字式仪表或游标卡尺，是不能估计到最小刻度下一位数字的，而把直接读出的数字记录下来，认为最后一位数字是存疑的。

从可疑数字起，向左数到最后一个不是零的数字的位数，叫做有效数字的位数。例如，"36.4" 是三位有效数字，"0.411""0.041 1" 也都是三位有效数字。对有效数字还有两点应当注意：

(1) 有效数字的位数与十进制单位的变换无关，即与小数点的位置无关，用以表示小数点位置的 "0" 不是有效数字。例如，36.4V 写成 3.64×10^4 mV(毫伏)或 0.0364kV(千伏)，这三种表示法完全等效，均为三位有效数字。

(2) 当 "0" 不是用作表示小数点位置时，0 是有效数字。例如，4.087cm 的有效数字为 4 位，8.400cm 的有效数字也是 4 位。数据最后的 "0" 既不能任意加上，也不能随便去掉。

2. 间接测量值有效数字的确定——有效数字的运算法则　间接测量值是从几个直接测量的值经过公式运算得到的，因此，必须注意运算的规则。确定间接测量值有效数字的依据是：可疑数字与可疑数字或可疑计数字与准确数字之和、差、积、商仍为可疑数字。运算结果只保留一位可疑数字，其他四舍五入。

(1) 有效数字的加减运算：几个数相加或相减时，结果的有效数字只保留最高一位可疑数字。可疑数字后面的尾数小于 5 则舍；大于 5 则入；等于 5 再看后一位数，若为非零值则入，若为零则将可疑数凑成偶数。下面例子中，加一横线数字是可疑数字，其他数字是可靠数字。

例如，13.78+92.443=106.223，结果记为 106.2；36.87–4.735=32.135，结果记为 32.14。

(2) 有效数字的乘、除运算：积或商的有效数字与参与运算诸数中有效数字位数最少者一致。

例如，4.178×111=463.758，结果记为 464；5280÷121=43.636，结果记为 43.6。

(3) 乘方、开方的有效数字：乘方、开方的有效数字与其底的有效数字位数相等。

例如，$100^2=100\times10^2$，$\sqrt{49}=7.0$，$\sqrt{100}=10.0$，$4.0^2=16$。

(4) 测量值和常数相乘时，以测量值的位数为准。

(5) 三角函数的有效数字位数与其角度的有效位数相同。

例如，$\sin30°00'=0.500\,0$，$\cos20°16'=0.938\,1$。

(6) 常用对数 $\lg x$ 尾数的有效位数与 x (也叫真数)的位数相同。对数值的整数部分称为对数的"首数"，小数部分称为对数的"尾数"。

例如，$\lg 100 = 2.000$，$\lg 1.983 = 0.297\,322\,714=0.297\,3$，$\lg 1983 = 3.297\,327\,14=3.297\,3$。

(7) 混合运算中，结果的有效数字位数可比运算规定的多保留一位。一般是按部就班地运用有效数字的运算规则进行计算。

(8) 常数 π、e、$\sqrt{2}$ 等有效位数，应与运算量中有效位数最少的多取一位参与运算。

3. 确定测量结果有效数字的原则

测量结果的表达式为：$X=\bar{X}\pm\Delta X$(单位)或 $X=\bar{X}(1\pm E)$(单位)。

误差只是一个估计范围，通常误差 ΔX 或相对误差 E 在最后的测量结果表达式中，有效数字只取一位；但将它们作为中间运算值时(如由相对误差和平均值计算绝对误差时)，一般保留两位有效数字参与运算。为了保证数据的可靠性，宁可把误差估计得大一点，因此，误差 ΔX 在进行舍入时"只入不舍"。由于有效数字的最后一位是有误差的，所以，确定(直接测得量或间接测得量的)测量结果有效数字位数的原则是：$\bar{X}$ 最后一位有效数字要与绝对误差所在的那一位取齐；如果 $\bar{X}$ 实际位数不够而无法与绝对误差的末位对齐，一般在 $\bar{X}$ 的末位补零来对齐。例如，$L=18.00\pm0.02$(cm)是正确的，而 $L=18.0\pm0.02$(cm)或 $L=18.000\pm0.02$(cm)都是错误的。

在单次测量中，如果已知仪器误差，就用仪器误差作为 ΔX；在多次测量中，如果平均绝对误差小于仪器误差，ΔX 也要用仪器误差。

总之，要注意两条原则：①误差决定测量结果的有效数字位数；②误差宁大勿小。

必须指出，实验数据和计算结果不可用分数表示，必须是具体的数值。

例 用游标卡尺测量一圆柱体，测试结果如表 0-2 所示，试写出圆柱体体积的测量结果表达式。表中：读数是直接从游标卡尺上读的数据；零点读数是没有测量物体时两量爪紧靠时的读数，也称零点偏差；测量值=读数–零点读数。

表 0-2　圆柱体测试结果

仪器: 50 分游标卡尺		游标最小分度: 0.02mm			零点读数: 0.00mm		
项目	高度 h/mm				直径 d/mm		
次数	读数	测量值	各次误差	读数	测量值	各次误差	
1	19.90	19.90	−0.044	10.00	10.00	+0.016	
2	20.00	20.00	+0.056	9.98	9.98	−0.004	
3	19.92	19.92	−0.024	9.96	9.96	−0.024	
4	19.98	19.98	+0.036	10.00	10.00	+0.016	
5	19.92	19.92	−0.024	9.98	9.98	−0.004	
平均值		19.944	Δh=0.036 8		9.984	Δd=0.012 8	
结果	$h = \bar{h} \pm \Delta h$=19.94±0.04(mm)；$d = \bar{d} \pm \Delta d$=9.98±0.02(mm)						

注：①$\bar{h}$ 是 5 次测量高度的平均值，即 $\bar{h} = \frac{1}{5} \sum\limits_{i=1}^{5} h_i$，各次误差 $\Delta h_i = h_i - \bar{h}$ (i=1, 2, 3, 4, 5)，高度平均绝对误差 $\Delta h = \frac{1}{5} \sum\limits_{i=1}^{5} |\Delta h_i|$。

②$\bar{d}$ 是 5 次测量直径的平均值，即 $\bar{d} = \frac{1}{5} \sum\limits_{i=1}^{5} d_i$，各次误差 $\Delta d_i = d_i - \bar{d}$ (i=1, 2, 3, 4, 5)，直径平均绝对误差 $\Delta d = \frac{1}{5} \sum\limits_{i=1}^{5} |\Delta d_i|$。

③最后写入表中的高度和直径平均值要按有效数字位数原则确定。

④计算出来的高度 h 的平均绝对误差 Δh=0.0368，只取一位有效数字，在高度测量结果表达式中 Δh=0.04(只入不舍)。计算出来的直径 d 的平均绝对误差 Δd=0.0128，小于仪器误差 0.02，根据误差宁大勿小原则，要用仪器误差 0.02mm。

解　下面根据误差处理基本知识计算间接测得量体积的结果表达式。

(1) 因为圆柱体体积公式为 $V = \frac{1}{4} \pi d^2 h$，得到平均体积 $\bar{V}$。

$$\bar{V} = \frac{1}{4} \pi \bar{d}^2 \bar{h} = \frac{1}{4} \times 3.142 \times 9.98^2 \times 19.94 = 1560.028\ 117\ 148 \approx 156 \times 10 (mm^3)$$

说明：测量值最少有 3 位有效数字，π 多取 1 位参与计算；按有效数字运算规则，此处保留 3 位有效数字。

(2) 经数学推导(略)，间接测得量——体积的相对误差为

$$E_V = 2\frac{\Delta d}{\bar{d}} + \frac{\Delta h}{\bar{h}} = 2 \times \frac{0.02}{9.98} + \frac{0.04}{19.94} = 0.004\ 008 + 0.002\ 006 = 0.006\ 014 \approx 0.61\%$$

说明：按误差传播公式计算相对误差，因作为中间结果，要保留 2 位有效数字，误差宁大勿小。

(3) 根据相对误差定义和宁大勿小，体积的平均绝对误差为

$$\Delta V = \bar{V} \cdot E_V = 156 \times 10 \times 0.61\% = 9.516 \approx 1 \times 10 (只入不舍，且只取一位有效数字)$$

测量结果为：$V = \bar{V} \pm \Delta V = (156 \times 10 \pm 1 \times 10)(mm)$。

说明：按误差决定测量结果有效数字位数的原则，本例体积测量值只能有三位有效数字。

(五) 列表法和作图法在数据处理中的应用

1. 用列表法处理实验数据　列表法是将实验数据按一定规律用列表方式表达出来的，是记录和处理实验数据最常用、最基本的方法。表格的设计要求对应关系清楚，简单明了，有利于发现相关量之间的物理关系；此外，还要求在标题栏中注明物理量名称、符号、数量级和单位等；根据需要还可以列出除原始数据以外的计算栏目和统计栏目等。最后还要求写明表格名称，主要测量仪器的型号、量程和准确度等级、有关环境条件参数，如温度、

湿度等。

本书中的许多实验已列出数据表格，可供参考。

2. 实验数据的作图法　作图法可以最醒目地表达物理量间的变化关系。从图线上还可以简便求出实验需要的某些结果(如直线的斜率和截距值等)，读出没有进行观测的对应点(内插法)，或在一定条件下从图线的延伸部分读到测量范围以外的对应点(外推法)。此外，还可以把某些复杂的函数关系，通过一定的变换用直线图表示出来。例如，半导体热敏电阻的电阻与温度关系为 $R = R_0 e^{E/KT}$，取对数后得到 $\lg R = (E/KT)\lg e + \lg R_0$；若用半对数坐标纸，以 $\lg R$ 为纵轴，以 $1/T$ 为横轴画图，则为一条直线。

要特别注意的是，实验作图不是示意图，而是用图来表达实验中得到的物理量间的关系，同时还要反映出测量的准确程度，所以必须满足一定的作图要求。

(1) 测量的数据点应足够多，以便图线描绘准确。

(2) 作图必须用坐标纸：按需要可以选用毫米方格纸、半对数坐标纸、对数坐标纸或极坐标纸等。

(3) 选坐标轴：以横轴代表自变量，纵轴代表因变量，在轴的中部注明物理量的名称符号及其单位，单位加括号。

(4) 确定坐标分度：坐标分度要保证图上观测点的坐标读数的有效数字位数与实验数据的有效数字位数相同。例如，对于直接测量的物理量，轴上最小格的标度可与测量仪器的最小刻度相同。两轴的交点不一定从零开始，一般可取比数据最小值再小一些的整数开始标值，要尽量使图线占据图纸的大部分，不偏于一角或一边。对每个坐标轴，在相隔一定距离下用整齐的数字注明分度，参阅图 0-3 和图 0-4。

(5) 描点和连线：根据实验数据用削尖的硬铅笔在图上描点，点可用"+""×""⊙""△"等符号，在坐标纸上清晰而准确地标出，符号的中心应与实验数据的点对应。在一张图上绘几条图线时，每条图线应选用不同的符号标记。

连线时要纵观所有数据点的变化趋势，用直尺、曲线尺等绘图工具，根据不同情况，将点连成直线、光滑曲线或折线。当连成直线或光滑曲线时，图线并不一定要通过所有的点，但要求图线两侧偏差点较均匀地分布，个别偏离过大的点应舍去或重新测量。图 0-3 是某元件的伏安特性实验曲线。

(6) 写图名和图注：在图纸的上部空旷处写出图名和实验条件等。此外，还有一种校正图线，例如，用准确度级别高的电表校准低级别的电表。这种图要附在被校正的仪表上作为示值的修正。作校正图除连线方法与上述作图要求不同外，其余均同。校正图的相邻数据点间用直线连接，全图成为不光滑的折线，如图 0-4 所示。这是因为不知两个校正点之间的变化关系而用线性插入法作的近似处理。

【思考题】

(1) 关于误差，下列说法正确的是(　　)。

A.选用精密仪器测量可以避免误差　　B.两次测量值之间的差异叫做误差

C.多次测量取平均值可以减小误差　　D.只要正确做实验就不会产生误差

(2) 有甲、乙、丙、丁四人，用仪器误差为 0.01mm 的仪器分别测同一圆柱体的直径各一次，记录的结果分别为：甲，$(4.134\,5\pm0.000\,6)$cm；乙，$(4.134\pm0.000\,6)$cm；丙，$(4.134\,53\pm0.001)$cm；丁，(4.136 ± 0.008)cm。哪个表示正确？哪个错误？为什么？

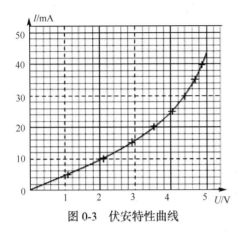

图 0-3　伏安特性曲线

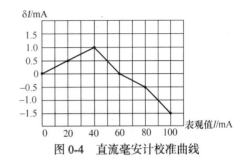

图 0-4　直流毫安计校准曲线

(3) 说明以下因素的系统误差将使测量结果偏大还是偏小?

1) 米尺因高温而伸长。

2) 电流表的采样电阻因温度降低而变小。

3) 天平砝码因磨损而变轻。

4) 秒表计时变快。

(4) 下面各量有几位有效数字?

0.000 041cm；80.001s；2.780×10^{4}J；0.248 70g；10.010kg。

(5) 按有效数字规则计算下列各式:

1) 88.88+1.4=　　　　　　　2) 155.0–0.0015=　　　　3) 541×0.1008=

4) 200.0÷(30.00–5.0)=　　　5) sin37°15′=　　　　　　6) (25^2+789.0)÷420.0=

(6) 有人说(8×10^{-4})g 比 8.0g 测得准确，试用误差理论分析这种说法是否正确?

(7) 用有毫米分度的米尺测量一个物体的长度 6 次，所得数据为：88.98cm，88.97cm，88.96cm，88.95cm，88.94cm，89.00cm。试求其平均值、平均绝对误差和相对误差，并写出最后测量结果表达式。

第一篇 医用物理学实验

实验一 长度测量

【实验目的】

(1) 了解游标卡尺和螺旋测微器的构造，掌握测量原理和使用方法。

(2) 掌握有效数字的正确计算和直接、间接测量结果的处理方法。

【实验器材】

游标卡尺一只，螺旋测微器一个，小钢球一个，圆柱体一个。

【实验原理】

长度是一个基本物理量，长度的测量方法和误差处理具有代表性，有重要意义。本实验介绍两种常用测量长度仪器的构造、原理、使用方法和误差处理。

（一）游标卡尺

游标卡尺是工业上常用的测量长度的最基本仪器，其原理广泛应用到光学仪器中的角度测量(如分光计、旋光仪中的角度游标)及其他测量仪器中，它可测量物体的长、宽、高、深和圆管内、外直径。游标卡尺有多种规格，常用的有精度值 0.1mm、0.05mm、0.02mm 三种。

1. 游标卡尺的构造 本实验使用精度值为 0.02mm 的游标卡尺，其基本结构如图 1-1-1 所示，主要由尺身(也叫主尺)和能在尺身上滑动的游标(也称小尺、副尺)组成，尺身和游标上面都有刻度。若从背面看，游标是一个整体。游标与尺身之间有一弹簧片(图中未能画出)，利用弹簧片的弹力使游标与尺身靠紧。游标上部有一紧固螺钉，可将游标固定在尺身上的任意位置。尺身和游标都有量爪，利用内测量爪可以测量槽的宽度和管的内径，利用外测量爪可以测量零件的厚度和管的外径。深度尺与游标尺连在一起，可以测槽和筒的深度。

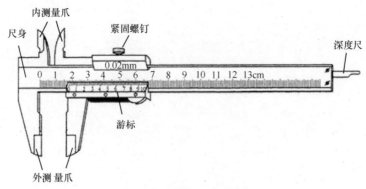

图 1-1-1 游标卡尺结构图

2. 游标卡尺的基本原理　游标卡尺上刻度特点是：游标上 N 个分度格的总长度与主尺上($N-1$)个分度格的长度相同。若主尺上每个分度值(刻度间距离)为 a，游标上每个分度值(刻度间距离)为 b，则有

$$Nb = (N-1)a \tag{1-1-1}$$

那么主尺与游标上每个分度格的差值是

$$\delta = a - b = a - a\frac{N-1}{N} = \frac{1}{N}a \tag{1-1-2}$$

习惯上将主尺与游标每分度的差 δ 称为游标卡尺的准确度(或精度值，误差)。

本实验用的是常用的游标卡尺，其游标是 50 分游标($N=50$)，即主尺上 49 mm 与游标上 50 格相当，见图 1-1-2。主尺分度值 a=1mm，所以，50 分游标的精度值(误差)δ=0.02mm。游标上刻有 0，1，2，3，…，9，以便于读数。

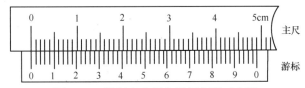

图 1-1-2　游标卡主尺与游标刻度对齐图

游标卡尺测量长度 l 的一般表达式为

$$l = ka + n\delta \tag{1-1-3}$$

式中，k 是游标的"0"刻度线所在处主尺刻度的整刻度(毫米)数，n 是游标的第 n 条线与主尺的某一条线重合，a 是主尺分度值(刻度间距离)，对于 50 分游标，a=1mm；δ 是游标精度值，对于 50 分游标，δ=0.02mm。

3. 游标卡尺的读数方法

(1) 读整数：在主尺上读出位于游标零线左边最接近整数值(毫米值)；

(2) 读小数：判断游标上第几根刻线与主尺上的刻线对齐，用游标上与尺身刻线对齐的刻线格数，乘以游标卡尺的测量精度值，读出小数部分(一定是小数点后两位)；

(3) 测量值＝主尺读数(整数)＋游标读数(小数)。

如图 1-1-3 所示，读数为 $l = 21\times1 + 29\times0.02 = 21$(主尺上毫米值)$+ 0.58$(游标上毫米的小数部分) $= 21.58\text{mm}$。

注意：游标上读的是小数点后两位的毫米数。

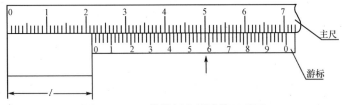

图 1-1-3　50 分游标卡尺读数示意图

4. 游标卡尺的使用　用软布将量爪擦干净，使其并拢，查看游标和主尺的零刻度线是否对齐。如果对齐就可以进行测量；如果没有对齐则要记取零误差；游标的零刻度线在主尺的零刻度线右侧叫正零点误差，在主尺零刻度线左侧叫负零点误差(这种规定方法与数轴

的规定一致，原点以右为正，以左为负）。

测量时，右手拿住尺身，大拇指移动游标，左手拿待测外径（或内径）的物体，使待测物位于外测量爪之间，当与量爪紧紧相贴时，即可读数，如图 1-1-4 所示。

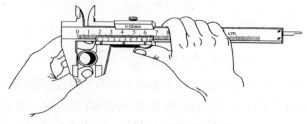

图 1-1-4 游标卡尺测量示意图

5. 注意事项

（1）用量爪卡紧物体时，用力不能太大，否则会使用测量不准确，并容易损坏卡尺。

（2）卡尺测量不宜在工件上随意滑动，防止量爪面磨损。

（3）特别注意，在用游标卡尺测量之前，应先把量爪合拢，检查游标的"0"刻度线是否与主尺的"0"刻度线重合。如不重合，应记下零点读数（即零点误差），加以修正。用游标卡尺测量时，轻轻把物体卡住即可读数。

（4）卡尺使用完毕，擦干净后，将两尺零线对齐，检查零点误差有否变化，再小心放入卡尺专用盒内，存放在干燥的地方。

（二）螺旋测微器

螺旋测微器又称千分尺，是比游标卡尺更精密的测长仪器，准确度可在 0.001～0.01mm，测量范围为几个厘米。常用于测量细丝、小球的直径及薄片的厚度等。

常见的螺旋测微器如图 1-1-5 所示，其量程是 25mm，分度值是 0.01mm，可估读到0.001mm 位，因此也称千分尺。

1. 结构 螺旋测微器构造如图 1-1-5 所示，螺旋测微器的小砧、固定刻度固定在框架上，旋钮、微调旋钮（棘轮旋柄）和可动刻度（在微分筒游标上）、测微螺杆连在一起，通过精密螺纹套在固定刻度上。

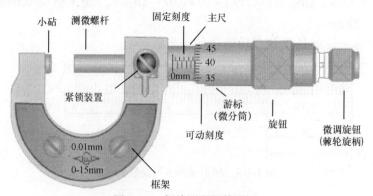

图 1-1-5 螺旋测微器外形图

2. 工作原理 螺旋测微器是利用螺旋放大的原理制成的，即螺杆在螺母中旋转一周，螺杆便沿着旋转轴线方向前进或后退一个螺距的距离。因此，沿轴线方向移动的微小距离，就能用圆周上的读数表示出来(可动刻度上的分度格很容易被人眼看出,这就是所谓的机械放大原理)。螺旋测微器精密螺纹的螺距是 0.5mm,可动刻度有 50 个等分刻度,可动刻度旋转一周,测微螺杆可前进或后退 0.5mm,因此旋转每个小分度,相当于测微螺杆前进或后退 0.5/50=0.01mm。可见,可动刻度每一小分度表示 0.01mm,所以螺旋测微器可准确到 0.01mm。由于还能再估读一位,即可读到毫米的千分位,由此又名千分尺,并且规定仪器误差为 0.004mm。

3. 读数方法 测量物体长度时,将待测物放在两小砧之间,然后用旋钮将被测物稍微紧固,再用棘轮旋柄调整,直至发出"嗒嗒"声后读数。先从固定标尺(称主尺)上的固定刻度读数,要读出整数毫米刻度,注意有无半毫米刻度出现,再读出固定刻度上的水平线对应的可动刻度尺上的读数(要有估读数据),将此数乘以 0.01 后与固定刻度上的读数相加即得到最后读数。注意要估读一位。

如图 1-1-6(a)所示,读数:5.650mm=5.5+15.0×0.01;如图 1-1-6(b)所示,读数:5.150mm=5+15.0×0.01;如图 1-1-6(c)所示,读数:0.905mm=0.5+40.5×0.01。

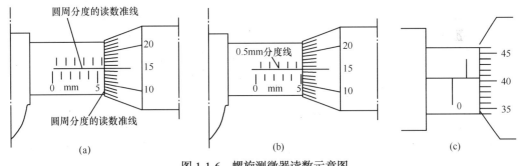

图 1-1-6 螺旋测微器读数示意图

4. 注意事项

(1) 测量时,在测微螺杆快靠近被测物体时应停止使用旋钮,而改用微调旋钮,避免产生过大的压力,这样既可使测量结果精确,又能保护螺旋测微器。

(2) 在读数时,要注意固定刻度尺上表示半毫米的刻线是否已经露出。

(3) 读数时,千分位有一位估读数字,不能随便扔掉,即使固定刻度的零点正好与可动刻度的某一刻度线对齐,千分位上也应读取为"0"。

(4) 测量前要注意是否有零点误差。当小砧和测微螺杆并拢时,可动刻度的零点与固定刻度的零点不相重合,将出现零误差,应加以修正,即在最后测长度的读数上去掉零误差的数值。零点误差的正、负值情况类似游标卡尺。

(5) 测量完毕后,应使小砧和螺杆端之间保留一间隙,以防因热膨胀而损坏螺杆上的螺纹。

【实验内容与步骤】

1. 用游标卡尺测量圆柱体的体积

(1) 记下所用游标卡尺的量程和准确度(精度)。

(2) 记下游标卡尺零点读数(即零点偏差)。

(3) 在圆柱体不同部位,分别测量直径和高各 5 次(注意:不得使被夹住的圆柱在钳口内挪动,防止磨损钳口),将测量值记入表 1-1-1 中。

(4) 计算出圆柱体直径和高的平均值、算术平均误差。

表 1-1-1 游标卡尺测量圆柱体数据记录表

量程：_____ 准确度：_____ 零点偏差：_____

测量次数	高度 h/mm			直径 d/mm		
	读数	测量值	各次误差	读数	测量值	各次误差
1						
2						
3						
4						
5						
平均						
测量结果	$h = \bar{h} \pm \Delta h =$			$d = \bar{d} \pm \Delta d =$		

提示 高的平均值：$\bar{h} = \dfrac{h_1 + h_2 + h_3 + h_4 + h_5}{5}$；

高的算术平均偏差：$\Delta h = \dfrac{|\Delta h_1| + |\Delta h_2| + |\Delta h_3| + |\Delta h_4| + |\Delta h_5|}{5}$；

直径的平均值：$\bar{d} = \dfrac{d_1 + d_2 + d_3 + d_4 + d_5}{5}$；

直径的算术平均偏差：$\Delta d = \dfrac{|\Delta d_1| + |\Delta d_2| + |\Delta d_3| + |\Delta d_4| + |\Delta d_5|}{5}$。

(5) 算出圆柱体的体积，并按间接测量和误差传递关系，计算体积的相对误差和平均绝对误差，最后写出测量结果。

提示 因为圆柱体体积公式为 $V = \pi R^2 h = \dfrac{1}{4}\pi d^2 h$，所以体积的平均值：$\bar{V} = \dfrac{1}{4}\pi \bar{d}^2 \bar{h}$。

根据误差理论公式计算，得到体积的相对误差：$E_V = 2\dfrac{\Delta d}{d} + \dfrac{\Delta h}{h}$；根据相对误差定义，体积的平均误差：$\Delta V = \bar{V} \cdot E_V$；体积 V 的测量结果表达式为：$V = \bar{V} \pm \Delta V$。

2. 用螺旋测微器测量小钢球的体积

(1) 弄清仪器的结构和读数方法；记下所用螺旋测微器的量程和准确度(精度)。

(2) 记下螺旋测微器零点读数(即零点偏差)，注意正负偏差值。

(3) 用螺旋测微器测量小钢球的直径 d，在不同部位测 5 次，将测量数据记入表 1-1-2 中。

(4) 计算小钢球的直径平均值、算术平均误差。

表 1-1-2 螺旋测微器测量小钢球数据记录表

量程：_____ 准确度：_____ 零点偏差：_____

测量次数	直径 d/mm		
	读数	测量值	各次误差
1			
2			

续表

测量次数	直径 d/mm		
	读数	测量值	各次误差
3			
4			
5			
平均			
测量结果	$d=\bar{d}\pm\Delta d=$		

量程: _____　准确度: _____　零点偏差: _____

提示　直径的平均值: $\bar{d}=\dfrac{d_1+d_2+d_3+d_4+d_5}{5}$; 直径的算术平均偏差:

$\Delta d=\dfrac{|\Delta d_1|+|\Delta d_2|+|\Delta d_3|+|\Delta d_4|+|\Delta d_5|}{5}$ 。

(5) 用钢球直径的平均值计算其体积的平均值, 按间接测量的误差传递关系, 计算钢球体积的相对误差和平均绝对误差, 最后写出测量结果。

提示　计算小钢球平均体积: $\bar{V}=\dfrac{4}{3}\pi\bar{R}^3=\dfrac{1}{6}\pi\bar{d}^3$ 。

根据误差理论公式计算, 得体积的相对误差: $E_V=3\dfrac{\Delta d}{d}$; 根据相对误差定义, 体积的平均误差: $\Delta V=\bar{V}\cdot E_V$; 体积 V 的测量结果表达式为: $V=\bar{V}\pm\Delta V$ 。

【思考题】

(1) 50 分游标卡尺的准确度为多少? 螺旋测微器的准确度为多少?

(2) 游标卡尺和螺旋测微器在读数时都需要估读吗?

(3) 什么叫零点偏差? 怎样校正测量结果值?

(4) 用 50 分游标卡尺测量出的结果如下, 试判别正确与否, 并说明原因。

1) 14.55mm　2) 1.0mm　3) 5.12cm　4) 15.68mm。

(5) 图 1-1-7(a)50 分游标卡尺读数是多少? 图 1-1-7(b)螺旋测微器读数是多少?

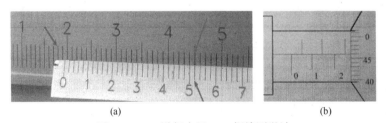

(a)　　　　　　　　　(b)

图 1-1-7　(a)游标卡尺; (b)螺旋测微计

实验二 数字示波器的使用

【实验目的】

(1) 了解示波器的结构和工作原理。

(2) 熟悉 EDS032C 数字示波器各旋钮的作用。

(3) 学会数字函数信号发生器 SDG1000 的使用。

(4) 学会用 EDS032C 数字示波器观察电信号波形，测量电压、频率和相位。

(5) 研究互相垂直的简谐振动的合成，验证李萨如图形中两个信号的频率与图形的关系。

【实验器材】

EDS032C 数字示波器一台，SDG1000 函数/任意波形发生器一台。

【实验原理】

数字示波器是用来显示电信号变化过程的图形(又称波形)的常用电子仪器，可以用来观察电压随时间的变化过程，也可以用来测量电信号电压的幅值、频率和相位等，还可以显示两个相关量的函数图形。对于许多非电变化的过程，也可以用换能器转换成电学量的变化，再用示波器来进行观察研究。示波器在医学研究和临床诊断中有广泛的应用，可以用来观测心电、脑电、肌电和心音等生理指标，以及对病员进行监护等。

(一) 数字示波器结构及基本工作原理

1. 数字示波器的结构方框图 数字示波器内部一般由采集、观察、测量、分析和存档五大部分组成，其原理方框图如图 1-2-1 所示。

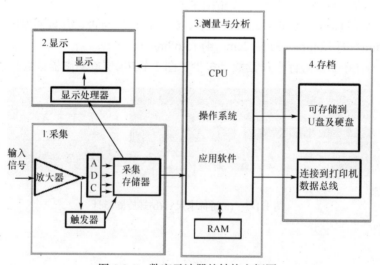

图 1-2-1 数字示波器的结构方框图

2. 基本工作原理

(1) 输入信号进入数字示波器，进行放大，按一定的时间间隔对信号电压进行采样。

(2) 模/数变换器(ADC)对这些瞬时值的采样值进行变换，从而生成代表每一采样电压的二进制数值，这个过程称为数字化。

(3) 获得的二进制数值按时间顺序贮存在存储器中。采集存储器什么时候存储数字信号受触发器的触发信号控制。

(4) 存储器中贮存的数据加到垂直驱动电路，使显示器上光点垂直偏移，在屏幕上重建信号波形的幅度；存储器的读出地址计数脉冲加至水平通道的数／模变换器，得到扫描电压(时基电压)，再送到水平驱动电路，使显示器上光点水平偏移，从而在屏幕上以细密的光点包络重现出模拟输入信号。

(5) CPU 及相应软件实现测量、分析、存档信号等功能。

(二) EDS032C 数字示波器使用

1. 初步了解示波器的结构

(1) 前面板介绍：前面板上包括旋钮和功能按键(图1-2-2)。显示屏下侧及右侧均有 5 个按键为菜单选择按键(下侧自左向右定义为 H1～H5，右侧自上而下定义为 F1～F5)。通过它们，可以设置当前菜单的不同选项。其他按键为功能按键，通过它们，可以进入不同的功能菜单或直接获得特定的功能应用。

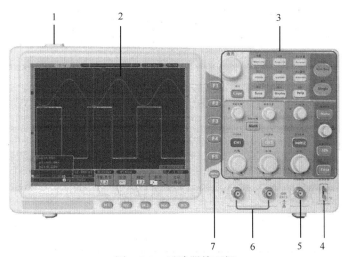

图 1-2-2　示波器前面板

1. 示波器开关；2. 显示区域；3. 按键和旋钮控制区；4. 探头补偿：5V/1kHz 信号输出；5.外触发输入；
6. 信号输入口；7. 菜单关闭键

(2) 按键控制区介绍：图 1-2-3 为按键和旋钮控制区说明图，图中各部分说明如下。

1 横排菜单选项设置区，包括 5 个按键：H1～H5。

2 竖排菜单选项设置区，包括 5 个按键：F1～F5。

3 菜单关闭键：关闭当前屏幕上显示的菜单。

4 通用旋钮：当屏幕菜单中出现 *M* 标志时，表示可转动"通用"旋钮来选择当前菜单或设置数值；按下旋钮可关闭屏幕左侧菜单。

5 功能按键区：共 12 个按键。

6 垂直控制区：包括三个按键和四个旋钮。

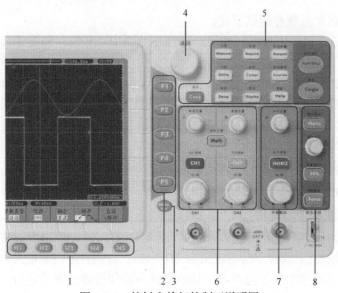

图 1-2-3 按键和旋钮控制区说明图

在示波器状态，"CH1 菜单""CH2 菜单"按键分别对应通道 1、通道 2 的设置菜单，"波形计算"按键对应波形计算菜单，运算菜单中包括加减乘除及 FFT 等运算，两个"垂直位置"旋钮分别控制通道 1、通道 2 的垂直位移。两个"伏/格"旋钮分别控制通道 1、通道 2 的电压挡位。

7 水平控制区：包括一个按键和两个旋钮。

在示波器状态，"水平菜单"按键对应水平系统设置菜单，"水平位置"旋钮控制触发的水平位置，"秒/格"旋钮控制时基挡位。

8 触发控制区：包括三个按键和一个旋钮。

"触发电平"旋钮调整触发电平。其他三个按键对应触发系统的设置。

(3) 初步了解示波器的用户界面：图 1-2-4 为显示界面说明图，图中各部分说明如下：

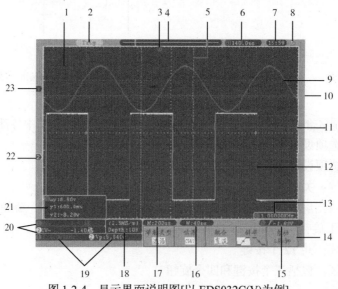

图 1-2-4 显示界面说明图[以 EDS032C(V)为例]

1 波形显示区。

2 触发状态指示，有以下信息类型：

Auto：示波器处于自动方式并正采集无触发状态下的波形。

Trig：示波器已检测到一个触发，正在采集触发后信息。

Ready：所有预触发数据均已被获取，示波器已准备就绪，接受触发。

Scan：示波器以扫描方式连续地采集并显示波形数据。

Stop：示波器已停止采集波形数据。

3 紫色指针表示触发水平位置，水平位置控制旋钮可调整其位置。

4 指针指示内存中的触发位置。

5 两条黄色虚线指示视窗扩展窗口的大小。

6 指示当前触发水平位置的值。显示当前波形窗口在内存中的位置。

7 显示系统设定的时间。

8 表示当前有 U 盘插入示波器。

9 通道 1 的波形。

10 紫色指针表示通道 1 触发电平位置。

11 两条紫色虚线指示光标测量的位置。

12 通道 2 的波形。

13 触发频率显示通道 1 信号的频率。

14 指示当前功能菜单的操作选项，不同功能菜单有不同的显示。

15 ①图标表示相应通道所选择的触发类型：$\int$ 上升沿触发；$\rceil$ 下降沿触发；$\sim$ 视频行同步触发；⬛视频场同步触发。②读数表示相应通道触发电平的数值。

16 读数表示视窗设定、视窗扩展时基的设定值。

17 读数表示主时基设定值。

18 当前的采样率与存储深度。

19 显示相应通道的测量项目与测量值。其中 F 表示频率，T 表示周期，V 表示平均值，V_p 表示峰峰值，V_k 表示均方根值，M_a 表示最大值，M_i 表示最小值，V_t 表示顶端值，V_b 表示底端值，V_a 表示幅值，O_s 表示过冲，P_s 表示欠冲，RT 表示上升时间，FT 表示下降时间，PW 表示正脉宽，NW 表示负脉宽，$+D$ 表示正占空比，$-D$ 表示负占空比，PD 表示延迟 A⁻ᐟB✚(表示通道 A 即 CH1 方波上升沿与通道 B 即 CH2 方波上升沿之间的时间差)，ND 表示延迟 A⁻ᐟB✚(表示通道 A 即 CH1 方波下降沿与通道 B 即 CH2 方波下降沿之间的时间差)。

20 ①读数分别表示相应通道的电压挡位及零点位置。②图标指示通道的耦合方式："—"表示直流耦合；"～"表示交流耦合；" ⏚ "表示接地耦合读数表示。

21 光标测量窗口，显示两光标的绝对值及两光标的读数。

22 黄色指针表示 CH2 通道所显示波形的接地基准点(零点位置)。如果没有表明通道的指针，说明该通道没有打开。

23 红色指针表示 CH1 通道所显示波形的接地基准点(零点位置)。如果没有表明通道的指针，说明该通道没有打开。

2. 如何使用内置帮助　如果在使用示波器过程中遇到了不会操作的问题，可以找示波器自带的帮助系统。方法如下：

(1) 按"帮助"按键，屏幕显示帮助目录。

(2) 按"H1"或"H2"键选择帮助主题，或直接转动"通用"旋钮来选择。

(3) 按"H3"键查看主题内容，或者直接按下"通用"旋钮也可。

(4) 按"H5"键退出帮助界面，直接进行其他操作也可自动退出帮助。

3. 应用实例

例一 测量简单信号

观测电路中一未知信号，迅速显示和测量信号的频率和峰值。

(1) 欲迅速显示该信号，按如下步骤操作：

1) 将探头菜单衰减系数设定为 10×，并将探头上的开关设定为10×(参见帮助)。

2) 将"通道1"的探头连接到电路被测点。

3) 按下"自动设置"按键。

示波器将自动设置使波形显示达到最佳。在此基础上，您可以进一步调节垂直、水平挡位，直至波形的显示符合要求。

(2) 进行自动测量：示波器可对大多数显示信号进行自动测量。欲测量信号的周期、频率、平均值和峰峰值，按如下步骤操作：

1) 按"测量"键，屏幕显示自动测量菜单。

2) 按"H1"键，屏幕显示添加测量菜单。

3) 按"F2"键，选择信源为 CH1。

4) 按"F1"键，屏幕左侧显示出类型选项，旋转"通用"旋钮选择"周期"选项。

5) 按"F4"键添加测量，周期选项添加完成。

6) 再按"F1"键，屏幕左侧显示出类型选项，旋转"通用"旋钮选择"频率"选项。

7) 按"F4"键添加测量，频率选项添加完成。通道1的设置完成。

8) 按"F2"键，选择信源为 CH2。

9) 按"F1"键，屏幕左侧显示出类型选项，旋转"通用"旋钮选择"平均值"选项。

10) 按"F4"键添加测量，平均值选项添加完成。

11) 再按"F1"键，屏幕左侧显示出类型选项，旋转"通用"旋钮选择"峰峰值"选项。

12) 按"F4"键添加测量，峰峰值选项添加完成。通道2的设置完成。

在屏幕左下方会自动显示出测量数值，如图1-2-5所示。

例二 捕捉单次信号

方便地捕捉脉冲、毛刺等非周期性的信号是数字存储示波器的优势和特点。若捕捉一个单次信号，首先需要对此信号有一定的先验知识，才能设置触发电平和触发沿。例如，如果脉冲是一个 TTL 电平的逻辑信号，触发电平应该设置成 2V，触发沿设置成上升沿触发。如果对于信号的情况不确定，可以通过自动或普通的触发方式先行观察，以确定触发电平和触发沿。

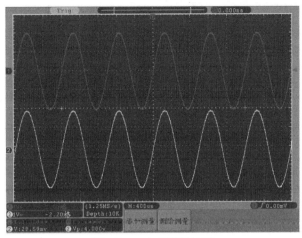

图 1-2-5　自动测量波形

操作步骤如下：

(1) 将探头菜单衰减系数设定为 10×，并将探头上的开关设定为10×(参见自带帮助)。

(2) 调整"垂直 伏/格"和"水平 秒/格"旋钮，为观察的信号建立合适的垂直与水平范围。

(3) 按"采样"按键，显示"采样"菜单。

(4) 按"H1"按键，显示"采集模式"菜单。

(5) 按"F2"键，选择 峰值检测。

(6) 按"触发菜单"按键，显示"触发"菜单。

(7) 按"H1"键，显示"触发类型"菜单。

(8) 按"F1"键，选择触发类型为"单触"。

(9) 旋转"通用"旋钮，选择触发模式为"边沿"。

(10) 按"H2"键，显示信源菜单。

(11) 按"F1"键，选择信源为 CH1。

(12) 按"H3"键，显示耦合菜单；按"F2"键选择耦合为直流。

(13) 按"H4"键，选择斜率为 ╱ (上升)。

(14) 旋转触发电平旋钮，调整触发电平到被测信号的中值。

(15) 若屏幕上方触发状态指示没有显示 Ready，则按下"Run/Stop"(运行/停止)按键，启动获取。等待符合触发条件的信号出现。如果有某一信号达到设定的触发电平，即采样一次，显示在屏幕上。利用此功能可以轻易捕捉到偶然发生的事件，例如，幅度较大的突发性毛刺：将触发电平设置到刚刚高于正常信号电平，按"Run/Stop"(运行/停止)按键开始等待，则当毛刺发生时，机器自动触发并把触发前后一段时间的波形记录下来。通过旋转面板上水平控制区域的水平位置旋钮，改变触发位置的水平位置可以得到不同长度的负延迟触发，便于观察毛刺发生之前的波形，如图 1-2-6 所示。

例三　*X-Y*功能的应用

用李萨如(Lissajous)图形测试两通道同频率信号的相位差。

实例：测试信号经过一电路网络产生的相位变化。

将示波器与电路连接，监测电路的输入输出信号。

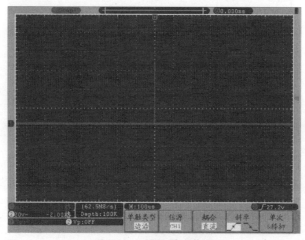

图 1-2-6 捕捉单次信号

欲以 X-Y 坐标图的形式查看电路的输入输出，请按如下步骤操作：

(1) 将探头菜单衰减系数设定为 10×，并将探头上的开关设定为 10×(参见自带帮助)。

(2) 将通道 1 的探头连接至网络的输入，将通道 CH2 的探头连接至网络的输出。

(3) 按下"自动设置"按键，示波器把两个通道的信号打开并显示在屏幕中。

(4) 调整"垂直 伏/格"旋钮使两路信号显示的幅值大约相等。

(5) 按下"显示"按键，调出"显示"菜单。

(6) 按"H3"键，选择"XY 显示"为开启。

(7) 示波器将以李萨如图形模式显示网络的输入输出特征。

(8) 调整"垂直 伏/格""垂直位置"旋钮使波形达到最佳效果。

(9) 应用椭圆示波图形法观测并计算出相位差，如图 1-2-7 所示。

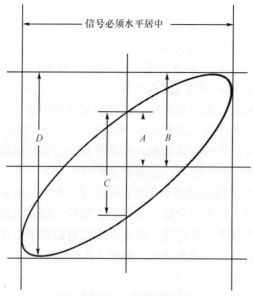

图 1-2-7 李萨如图形

根据 $\sin q = A/B$ 或 C/D，其中 q 为通道间的相差角，A、B、C、D 的定义见图 1-2-7。

因此可以得出相差角，即 $q = \pm \arcsin(A/B)$ 或 $\pm \arcsin(C/D)$。如果椭圆的主轴在Ⅰ、Ⅲ象限内，那么所求得的相位差角应在Ⅰ、Ⅳ象限内，即在$(0\sim\pi/2)$或$(3\pi/2\sim2\pi)$内。如果椭圆的主轴在Ⅱ、Ⅳ象限内，那么所求得的相位差角应在Ⅱ、Ⅲ象限内，即在$(\pi/2\sim\pi)$或$(\pi\sim3\pi/2)$内。

(三) SDG1000 数字信号发生器简介

SDG1000 数字信号发生器使用简单，下面只作简单介绍。

1. 前面板　SDG1000 数字信号发生器前面板如图 1-2-8 所示。

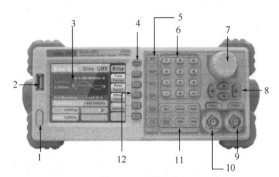

图 1-2-8　前面板

1. 电源键；2. USB Host；3. LCD 显示；4. 通道切换；5. 波形选择；6. 数字键；7. 旋钮；8. 方向键；9. CH1 控制/输出端；10. CH2 控制/输出端；11. 模式/辅助功能；12. 菜单软键

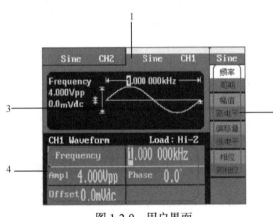

图 1-2-9　用户界面

1. 通道显示区；2. 操作菜单区；3. 波形显示区；4. 参数显示区

2. 用户界面简介　用户界面如图 1-2-9 所示。主要包括通道显示区、波形显示区、参数显示区和操作菜单区。通过操作菜单区可以选择需要更改的参数如频率/周期、幅值/高电平、偏移/低电平、相位等参数画输出所需要的波形。

在 4 参数显示区中包括 Frequency(频率)、Ampl(幅值)、Phase(相位)和 Offset(偏移量)等参数。用户可在 2 操作菜单显示区中通过数字键、旋钮、方向键和对应的功能键来修改相应的参数值。

3. 波形选择设置　在波形选择按键中，从上到下分别为正弦波、方波、锯齿波/三角波、脉冲串、白噪声和任意波。

(1) 使用"Sine"按键，波形图标变为正弦波，并在状态区左侧出现 Sine 字样。接着可以设置频率/周期、幅值/高电平、偏移量/低电平、相位，可以得到不同参数的正弦波。图 1-2-10 为正弦波的默认设置。

(2) 使用"Ramp"按键，波形图标变为锯齿波/三角波，并在状态区左侧出现 Ramp 字样。设置频率/周期、幅值/高电平、偏移量/低电平、相位、对称性，可以得到不同参数的锯齿波/三角波。图 1-2-11 为锯齿波/三角波的参数设置界面。

4. 通道输出控制　如图 1-2-12 所示，在数字方向键的下面有两个输出控制按键。使用 Output 按键，将开启/关闭前面板的输出接口的信号输出。选择相应的通道，按下 Output 按键，该按键就被点亮，打开输出开关，同时，输出信号。再次按下 Output 按键，将关闭输出。

【实验内容与步骤】

(一) 进行功能检查

做一次快速功能检查，以核实仪器运行正常。请按如下步骤进行：

(1) 接通仪器电源，按下主机上方的示波器开关键"⏻"。

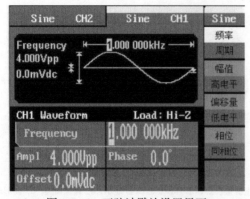

图 1-2-10 正弦波默认设置界面

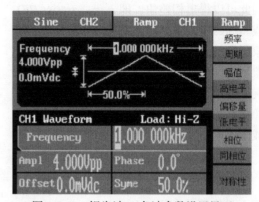

图 1-2-11 锯齿波/三角波参数设置界面

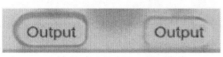

图 1-2-12 输出控制按键

机内继电器将发出轻微的"咔哒"声。仪器执行所有自检项目，出现开机画面。按"Utility"(功能)按键，再按"H1"菜单选择按键，显示"功能"菜单，旋转"通用"旋钮选择"校准"，按"H3"键选择"厂家设置"。默认的探头菜单衰减系数设定值为 10×。

(2) 示波器探头上的开关设定为 10×，并将示波器探头与 CH1 通道连接。

将探头上的插槽对准 CH1 连接器同轴电缆插接件(BNC)上的插头并插入，然后向右旋转并拧紧探头。

把探头端部和接地夹接到探头补偿器的连接器上。

(3) 按"自动设置"按键。

几秒钟内，可见到方波显示(1kHz 频率、5V峰峰值)，如图 1-2-13 所示。

重复步骤(2)和步骤(3)在 CH2 通道上测试一遍。

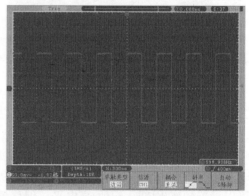

图 1-2-13 自动设置

(二) 进行探头补偿(一般不需此步骤)

在首次将探头与任一输入通道连接时，进行此项调节，使探头与输入通道相配。未经补偿或补偿偏差的探头会导致测量误差或错误。若调整探头补偿，请按如下步骤：

(1) 将探头菜单衰减系数设定为 10×，将探头上的开关设定为 10×(参见自带帮助)，并将示波器探头与 CH1 通道连接。如使用探头钩形头，应确保与探头接触紧密。将探头端部与探头补偿器的信号输出连接器相连，基准导线夹与探头补偿器的地线连接器相连，然后按"自动设置"。

(2) 检查所显示的波形，调节探头，直到补偿正确，如图 1-2-14 和图 1-2-15 所示。

(3) 必要时，重复以上步骤。

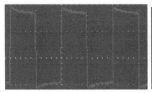

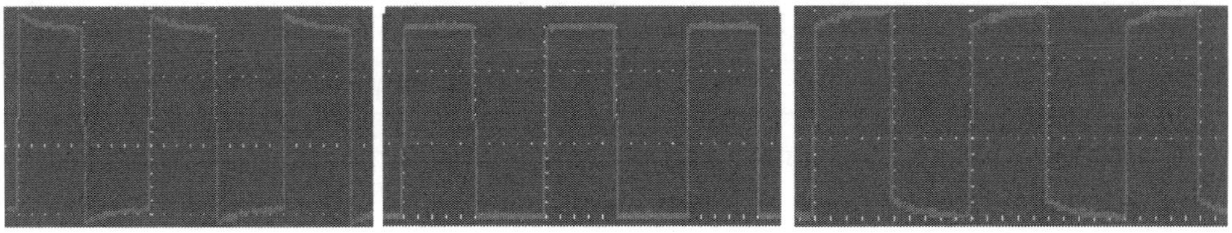

补偿过度　　　　　　　　补偿正确　　　　　　　　补偿不足

图 1-2-14　探头补偿显示波形

（三）观测数字信号发生器输出的 50Hz 交流电压的波形，并测试参数

（1）用数字信号发生器产生正弦交流电压，要求：频率设为 50Hz，电压峰峰值设为 4.000V$_{\text{PP}}$，初相设 0；从数字信号发生器的通道 CH2 输出。

（2）将 50Hz 正弦波电压送到数字示波器的通道 CH2 输入端，按"自动设置"按键。将数字示波器的 CH2 相关旋钮(如 CH2 的垂直旋钮、水平旋钮等)拨到适当位置，使正弦波在显示屏中部，大小适中，使示波器出现 2～3 个完整波形。使触发信号来自通道 CH2，并适当调整触发电平，使波形稳定。

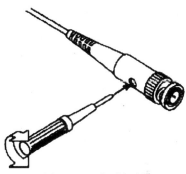

图 1-2-15　探头调整

（3）波形稳定后，用示波器测试，分别用"读格子"方法和"光标"方法读取有关参数，记录数据于表 1-2-1 中。

表 1-2-1　正弦电压波形相关数据

	所占格子数		用格子计算的		用光标读的	
测电压	峰峰值垂直格数/格	Y 轴灵敏度示数/(V/格)	峰峰值 U_{PP}/V	有效值 U/V	峰峰值 U_{PP}/V	有效值 U/V
测频率	一个周期水平格数/格	时基/(ms/格)	周期 T/ms	频率 f/Hz	周期 T/ms	频率 f/Hz

如果正弦波的峰峰值为 U_{PP}，则有效值：$U = \dfrac{1}{2\sqrt{2}} U_{\text{PP}}$；周期 T 与频率 f 之间关系为 $f = 1/T$。

说明："光标"法读取数据参见示波器自带的帮助。

（四）测量三角波信号电压与时间参数

（1）用数字信号发生器产生三角波电压信号，要求：频率设为 1000Hz，电压峰峰值设为 $4V_{\text{PP}}$；从数字信号发生器的通道 CH1 输出。

（2）将 1000Hz 三角波电压信号送到数字示波器的通道 CH1 输入端。将数字示波器的 CH1 相关旋钮(如 CH1 的垂直旋钮、水平旋钮等)拨到适当位置，使三角波在显示屏中部，大小适中，使示波器出现 2～3 个完整波形。使触发信号来自通道 CH1，并适当调整触发电平，使三角波的波形稳定。

（3）用示波器测试三角波参数，分别用"读格子"方法和"光标"方法读取有关参数，记录数据于表 1-2-2 中。

表 1-2-2 锯齿波电压波形相关数据

<table>
<tr><td rowspan="2"></td><td colspan="2" align="center">所占格子数</td><td align="center">用格子计算的</td><td align="center">用光标读的</td></tr>
<tr><td align="center">峰峰值垂直格数
/格</td><td align="center">Y轴灵敏度示数
/(V/格)</td><td align="center">峰峰值 U_{PP}
/V</td><td align="center">峰峰值 U_{PP}
/V</td></tr>
<tr><td rowspan="2"></td><td align="center">上升段水平方向格数
/格</td><td align="center">时基
/(ms/格)</td><td align="center">上升时间 $T_{上}$
/ms</td><td align="center">上升时间 $T_{上}$
/ms</td></tr>
<tr><td align="center">下降段水平方向格数
/格</td><td align="center">时基
/(ms/格)</td><td align="center">下降时间 T_F
/ms</td><td align="center">下降时间 T_F
/ms</td></tr>
</table>

测电压 / 测频率

(五) 观测两个同频率、不同相位正弦波(即两个振动方向相同的同频率简谐振动)的叠加

(1) 数字信号发生器通道 CH1 输出正弦波,要求:频率 1000Hz,峰峰值 $2V_{PP}$,初相位为 0。将这个信号送入数字示波器通道 CH1。

(2) 数字信号发生器通道 CH2 输出正弦波,要求:频率 1000Hz,峰峰值 $4V_{PP}$,初相位从 0 变化到 360°。将这个信号送入数字示波器通道 CH2。

(3) 将数字示波器触发信号设置来自 CH1,调整触发电平使波形稳定。

(4) 将两波形进行加法数学计算,实现两波形叠加。

用 "Math" 按钮的相加功能实现两波形的叠加。观察 CH2 波形的初相位从 0 变化到 360°过程中合成波形的变化情况。

1) 记录最小幅度时的各种波形(要求输入波形与合成波形时间刻度线对齐),并写出坐标单位。

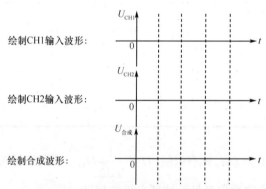

2) 记录最大幅度时的各种波形(要求输入波形与合成波形时间刻度线对齐)。

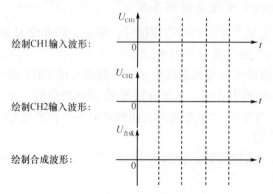

(六) 研究互相垂直的简谐振动的合成，验证李萨如图形关系

李萨如图形关系：

$$\frac{f_Y}{f_X} = \frac{N_X}{N_Y} = \frac{C_X}{C_Y}$$

式中，f_Y 是示波器 Y 通道(即 CH2 通道)送入的正弦信号频率，f_X 是 X 通道(即 CH2 通道)送入的正弦信号频率；N_X 是图形与 X 方向切线的切点数，N_Y 是图形与 Y 方向切线的切点数；C_X 是图形与 X 轴的交点数，C_Y 是图形与 Y 轴的交点数(注意：是同一最大交点数)。

李萨如图形是两个互相垂直的简谐振动叠加的结果，由于该图形的形状与两个简谐振动的频率和相位有关，可以利用李萨如图形在已知一个频率的情况下测量另一个频率，或测定两个信号的相位差。下面的实验步骤可验证上述频率关系。

(1) 由数字信号发生器通道 CH2 输出峰峰值为 $4V_{\text{PP}}$、频率为 50Hz、初相位为 0 的交流正弦信号，送入数字示波器的通道 CH2，即 Y 通道；数字信号发生器通道 CH1 输出峰峰值为 $4V_{\text{PP}}$、频率为 50Hz，初相位分别为 0、45°、60°、90°、145°、180°、225°、270°、315° 和 360°的正弦波，送入数字示波器的通道 CH1，即 X 通道。利用示波器上"显示"按钮，将示波器设置为 X-Y 显示器。设置示波器相关旋钮，显示出大小适当的李萨如图形，观察李萨如图形的变化。

(2) 由数字信号发生器通道 CH2 输出峰峰值为 $4V_{\text{PP}}$、频率为 50Hz、初相位为 60°(相位可以自己改变某个恰当值)的交流正弦信号，送入数字示波的通道 CH2，即 Y 通道；数字信号发生器通道 CH1 输出峰峰值为 $4V_{\text{PP}}$，频率分别为 150Hz、100Hz、75Hz、50Hz、25Hz 正弦信号，送入数字示波器的通道 CH1，即 X 通道。在数字示波器上验证李萨如图形，将李萨如图形记录到表 1-2-3 中。

表 1-2-3　李萨如图形和相关数据

X 通道 f_X/Hz	李萨如图形	N_Y	N_X	$f_Y : f_X$	
				理论值	实验结果
150					
100					
75					
50					
25					

(3) 分别数出步骤(2)中得到的李萨如图形的切点数、交点数，验证上述的李萨如图形关系是否正确，将相关数据填入表 1-2-3 中。

【注意事项】

(1) 示波器的两个通道是非隔离通道。测量时通道要采用公共基准，两个探头的地线不可以接到两个非隔离的不同直流电平的地方，否则可能因为示波器探头的地线连接引起短路。

(2) 不要用示波器直接测量 220V 交流市电。如果要测量的话，要用 1∶1 隔离变压器进行电隔离。

(3) 探头衰减系数要与示波器输入通道的比例设置一样。测量峰峰值小于 100mV 的信

号电压，探头衰减系数为 1∶1，示波器输入通道的比例也应设置成 ×1；测量峰峰值较大的信号电压，探头衰减系数为 1∶10，示波器输入通道的比例也应设置成 ×10。

(4) 要使某一通道的波形稳定显示，触发源信号必须来自这个通道。若要稳定地显示 CH1 道的波形，触发源信号必须设置成 CH1，并且恰当调整触发电平。

(5) 要使数字示波器显示直流成分，相应的输入通道要设置成直流耦合；如果仅显示交流成分，相应的通道要设置成交流耦合。

【思考题】

(1) 示波器上图形不断向右或向左跑，如何调节才能稳定下来?

(2) 观察一个确定的正弦波信号时，如果示波器屏幕上显示的波形在垂直方向上超出范围，应如何调整旋钮以便观察到合适的波形?

(3) 观察一个确定的正弦波信号时，如果观察到的波形在水平方向波形很密集，应调整哪一旋钮? 如何调整以便观察到合适的波形?

(4) 一个质点同时参与两个同振动方向、同频率的简谐振动，什么情况下合振动的振幅最小、最大?

(5) 李萨如图形不稳定(不断翻转)是何原因? 怎样使其稳定下来，加大触发电平行不行? 为什么?

实验三　人耳纯音听阈曲线的测定

【实验目的】

(1) 掌握人的听觉特点。

(2) 掌握纯音听觉实验仪的使用方法。

(3) 掌握纯音听阈的测定方法。

(4) 测定人耳的听阈曲线，证实人耳听阈与声音频率的关系。

【实验器材】

EP304S 听觉实验仪一台，立体声耳机一副。

【实验原理】

(一) 人耳的听觉域

能够引起人耳声音感觉的机械波称为声波，声波频率范围一般是 20Hz～20kHz。要能使人耳听到声音，除了频率要求外，还应满足一定的强度要求，一般范围为 10^{-13}～5W·m^{-2}。不在声频范围内的机械波，无论强度多大，都不能引起听觉；在声频范围内的机械波(声波)，声强过低不能使人产生听觉，声强过高也不能引起听觉只能引起疼痛。

1. 声强级、响度级和等响曲线　描述声波能量的大小常用声强和声强级两个物理量。声强是单位时间内通过垂直于声波传播方向的单位面积的声波能量，用符号 I 来表示，其单位为 W/m^2。

人耳对声音强弱的主观感觉称为响度。一般来说，响度随着声强的增大而增加，但是，声音在听觉感受上有多响并不与声强呈线性关系，人耳也不能将声强范围 10^{-12}～1W·m^{-2} 分辨出 10^{-12} 个等级。研究发现人耳所感觉到的声音响度近似与声强的对数成正比，所以以声学中通常采用对数标度来量度声强，称为声强级。

强度为 I 的声波，其声强级 IL 定义为：$IL = 10\lg \dfrac{I}{I_0}$(dB)，式中基准声强 $I_0 = 10^{-12}$W·m^{-2}。

因为声压更便于测量，所以也常用声压级 SPL(sound pressure level)表示声波的强度，定义为：$SPL = 20\lg \dfrac{p}{p_0}$(dB)，式中基准声压 $p_0 = 2 \times 10^{-5}$N·m^{-2}。

规定：声强级和声压级的零分贝都是以 1000Hz 声波作为参照基准。

图 1-3-1 中左边纵坐标是用声强级作标尺，也可以换成声压级。图 1-3-1 中的每一条曲线都称为等响曲线，即同一曲线上的各点代表的声音，人耳听起来的响度是相同的。可见，一个声音有多响，与其频率和强度都有关。

声强级和声压级都是声音携带能量多少的客观量，而响度是人耳的主观感受，是主观量。强度级(声强级、声压级)相同但频率不同的声音，其响度可能相差很大。为了区分各种不同声音响度的大小，选用 1000Hz 纯音的响度作为标准，将其他频率声音的响度与之相比较，只要它们的响度相同就说明它们有相同的响度级。按此规定，对 1000Hz 的声音来说，其响度级在数值上等于强度级，只是单位不同，响度级的单位是方(phon)。

某一频率的声波响度确定方法：将被测的某一频率声音与 1000Hz 基准声音比较，若该被测声音听起来与基准音的某一声强级一样响，则这基准音的响度级(数值上等于声强级)就是该声音的响度级。例如，1000Hz、40dB 的声音，其响度级为 40 方；频率为 100Hz，声强级为 72dB 的声音，与 1000Hz、声强级为 60dB 的基准声音等响，则频率为 100Hz 声强级为 72dB 的声音，其响度级为 60 方。

以频率的常用对数为横坐标，声强级为纵坐标，绘出不同频率的声音与 1000Hz 的标准声音等响时的声强级与频率的关系曲线，得到的曲线称为等响曲线。图 1-3-1 中的曲线是根据全世界不同人种的大量正常人的等响度平均值得到的平均等响曲线。

2. 听阈、听阈曲线 能使人耳对某频率的声波产生听觉的最低声强称为该频率声波的听阈；由于生理的区别，对同一频率的声波，不同人的听阈一般是不同的；同一个人对不同频率声波的听阈也是不同的。若以声波频率为横坐标，以声强为纵坐标建立一个坐标系，则该坐标系中的某一点就表示某一特定频率、特定声强的声波；将各个频率声波的听阈对应的点连接起来构成的曲线称为听阈曲线；不同人的听阈曲线一般是不同的。图 1-3-1 中最下面的曲线是根据全世界不同人种的大量正常人的听阈平均值得到的听阈曲线(注意：横坐标的标尺是对数标尺)，它是响度为 0 方的等响曲线。

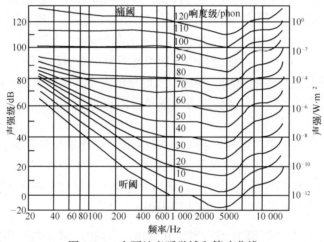

图 1-3-1 人耳纯音听觉域和等响曲线

3. 痛阈、痛阈曲线 随着声强的增大，人耳感到声音的响度会提高，当声强超过某一最大值时，在人耳中会引起痛觉，这个最大声强称为痛阈。同一个人，对于不同频率的声波，痛阈不同；不同的人，对于同一频率的声波，痛阈一般也不同。将各个频率声波的痛阈对应的点连接起来构成的曲线称为痛阈曲线；不同人的痛阈曲线一般是不同的。图 1-3-1 中最上面的曲线是根据全世界不同人种的大量正常人的痛阈平均值得到的痛阈曲线，它是响度为 120 方的等响曲线。

4. 听觉域 听阈曲线、痛阈曲线和 20Hz、20kHz 两条竖直线围成的区域就是听觉区域，简称听觉域。

由图 1-3-1 可知，人耳对 2～5kHz 声音的灵敏度最高。不同人的听阈不完全相同，同一人的听阈也时有变动。影响听阈变动的因素多种多样，如测试环境的噪声、温度、湿度、受试者的注意力、生理活动等；不同年龄的人，听阈也会发生变化。例如，45 岁以上的人一般听不到频率高于 12kHz 的声音，而且刚能听到 4kHz 声音所需要的声强级比正常年轻人高 10dB，即听阈比正常年轻人升高了 10dB，听阈升高就意味着听力下降。由于平常生活中谈话声波频带多在 200Hz～2kHz 的"语频段"，且强度在 50dB 左右，所以，一般人不会注意到自己的听力下降。

（二）听力测试方法

人耳的许多病变都会引起听力下降，听力测验或检查是临床耳科常做的检测。通过听力检查，可以诊断、鉴别听力障碍。听力检查方法包括主观测听法和客观测听法两大类。主观测听法是根据受试者对声音刺激的行为反应来评估听力的；客观测听法的整个测试过程及测试结果不受被测者主观意识的影响。

本实验采用 EP304S 听觉实验仪进行纯音听阈测验，属于主观测听法。纯音听阈测试有气导听阈测试和骨导听阈测试，它们都是最基本、最重要的听力测验。纯音听力检查操作简单，成本低廉，对受试者不会造成创伤。通过对病人各种频率声音听阈值的测定，与正常人的听阈进行比较，准确地了解受试者听力损失程度，分析出病变部位，有时候甚至能分析出导致耳聋的原因，因此，纯音听力检查是临床最常用的听力检查方法。

1. EP304S 听觉实验仪　　EP304S 听觉实验仪是一种能产生频率在 25Hz～20kHz 内所有点频的正弦波信号发生器，为听觉实验提供了一个较为理想的音源。它采用单片机控制，用单片正弦波发生集成电路、高保真音频集成放大电路获得波形失真小的正弦波，驱动耳机输出纯音；采用数字显示音量调节、数字显示输出频率，用电子开关进行工作状态转换；使用极为方便，是较先进的气导纯音听力计，其控制面板如图 1-3-2 所示。

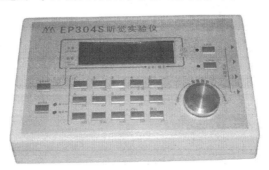

图 1-3-2　EP304S 听觉实验仪

右侧板上有四路耳机插座，可配接专门配置的四副耳机，同时对四名受试者进行测试。每路耳机的左右耳机是否有输出信号可由面板上左右声道开关控制。输出信号的频率由面板上的频率选择按钮组的 15 个键控制，可输出 25Hz～20kHz 范围内的 15 个定点频率，需要输出哪一个频率的信号，按下相应键即可，同时频率显示屏显示频率数字。输出信号的强度由声强调节旋钮调节，输出信号的分贝值由音量显示屏显示出来。

使用说明：

(1) 接上电源开关，插上耳机 1～4 副。

(2) 无误后，打开电源开关，仪器频率显示"40—0"，40 表示初始音量为 40dB，0 表示初始频率为 0Hz。

(3) 按一次左右声道按钮，打开相应的左右声道，对应的指示灯点亮。根据实验内容，可同时或分别选用左右声道。

(4) 通过按下"数字/频率"选择按钮，以选择固定点频方式或自由输入频率方式，"数字"对应的指示灯亮表示选择自由输入频率方式，如要输入 3678Hz 频率，则按下上方标有 3，6，7，8 的按钮，屏幕上会显示"3678"，若输入数字有误，可按下上方标有"删除"的按钮，逐一删除，当确定输入正确后按下上方标有"确定"的按钮，此时被试可听到频率是 3678Hz 的音频信号。再次输入新的频率时，可按上方标有"0"～"9"的按钮重新输入新的数字，此时原先输入的音频信号保持到新的频率输入完毕且按下"确定"按钮后。输入频率值为 25Hz～20kHz，低于下限或高于上限值，仪器会自动设置为下限或上限值。每输完一个新的频率值，必须按下"确定"按钮才能产生该频率的音频信号；在输入新的频率之前如果按下了其他非数字功能的按钮，液晶屏上会显示为"0"，可再次输入新的频率。"频率"对应的指示灯亮，表示选择固定点频率方式，如需 15kHz 频率，则按下下方标有 15kHz 的按钮，频率显示"15000"，此时被试可听到频率是 15kHz 的音频信号。默认状态为固定点频方式。

(5) 调节音量调节旋钮，顺时针方向旋转旋钮，音量增强，逆时针旋转，音量减弱。如要显示音量变化值，按下"音量/频率"键，切换显示音量值和频率值。在任何时间，都可以按下此键，查看对应的音量和频率值。

2. 纯音听阈图

(1) 中国零级：纯音听力计(如 EP304S 听觉实验仪)各个定点频率输出信号的零分贝在出厂时已经按一定的规范，使用特定的设备校准到中国人的"平均听阈"上。这个"平均听阈"是国家严格选定一定数量的健康青年人，反复进行听力测试后制定的标准；将正常青年人的气导平均听阈声压级定为 0dB，即所谓听力计气导 0 级或测听 0 级，称为听力计的"中国零级"，它为听力科学研究和听力计制造提供依据。1980 年我国公布的"中国零级"与国际(ISO)零级仅在两个频率点上有较大差异，如表 1-3-1 所示。

表 1-3-1 听力计的中国零级与 ISO 零级对应的声压(声强)级分贝数

频率/Hz	125	250	500	1k	1.5k	2k	3k	4k	6k	8k
中国零级 dB	49.5	24.5	11.0	7.0	6.5	5.5	8.0	7.5	3.0	0
ISO 零级 dB	45.0	25.5	11.5	7.0	6.5	9.0	10.0	9.5	15.5	13.0

(2) 纯音听阈图(听力图)：由于听力计的零分贝输出已校准到中国零级，因此，用听力计为受试者测出的听阈分贝数是在"听力计零级"基础上增加的分贝数，此分贝数称为"听力级"HL(hearing level)分贝。听力级分贝是与正常耳相比损失的听力，与声强级、声压级的概念不同。临床上记录听阈的纯音听阈图是以横坐标表示频率(Hz)，以向下的纵坐标表示声级(即越向下，声级越大)，即"听力级"。如图 1-3-3 所示，耳聋性质和听力损失程度一目了然。

测定听阈时，一般先测试气导，后测试骨导。本次实验只进行气导听阈测试。听阈测试应在隔音室进行，室内噪声应小于 30dB。因为人耳对 1000Hz 的纯音敏感，测试时一般先从这个音频开始，以后依次测试高频，再测试低频。为了确定测试的可靠性，最后应再一次测定 1000Hz 纯音的听阈，与刚开始时测的结果进行比较，两次差异较大时应重新对所有频率进行测定。

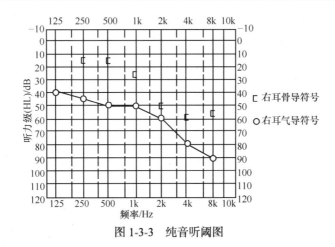

图 1-3-3　纯音听阈图

3. 听阈测试方法　听阈测试方法常有"上升法""下降法"和"升降法"三种。

上升法测听阈：调节声强从小到大，直到受试者听到为止，但常导致测得的听阈较实际听阈高。下降法测听阈：调节声强从大到小，直到受试者听到的声音刚好消失为止，但由于"声记忆"的影响，往往会使测得的听阈低于受试者的实际听阈。所以，很少单独用上升法或下降法测听阈。

升降法测听阈就是同时使用上升法和下降法测量听阈，具体方法是：先将声强调高到超过听阈的水平，待听到声音后再将声强减弱至受试者刚好听不到为止；然后将声强调低5dB，再逐渐升高到受试者刚好听到，记下此时的分贝值；在此值基础上将声强调高 5dB，然后逐渐降低到受试者刚好听不到，记下此时的分贝值。由于上升法所测听阈常大于实际听阈，而下降法所测听阈小于实际听阈，两次平均值就接近实际的听阈。

测试听阈时应使用断续音，因为人耳对于持续不变的微弱声音不易察觉，同等强度的声音如以间断的方式出现，察觉较易；此外，断续音也可避免产生听觉疲劳适应。当两侧耳朵听力不同时，一般先在听力较好侧进行测量；如果两耳听力差异较大，对侧耳必须施加掩蔽噪声措施。

4. 实验结果的修正　由于耳机本身的结构，耳机在整个音频范围内，各频率上转换效率不同，所以在同样电频的驱动下，不同频率的声强不同。因此，要得到正确的声强(即音量)测试结果，必须对各频率的声强进行修正。本实验仪配套耳机的频率响应对实验结果进行修正的修正值如表 1-3-2 所示。

表 1-3-2　耳机频率响应对实验结果的修正值

频率	20kHz	18kHz	14kHz	12kHz	10kHz
修正值	−16	−13	−4	−0.5	−4
频率	8kHz	4kHz	2kHz	1kHz	800Hz
修正值	5.5	7.5	5	0	−3
频率	400Hz	200Hz	100Hz	50Hz	25Hz
修正值	−5	−7	−22	−23	−23

例如，实验仪上显示音量为"50"，当频率为 1000Hz 时，查表发现声强不需要修正；而频率换成 14kHz 时，查表修正值为"−4"，则声强修正后为 50−4=46(dB)；同理，频率为

4kHz 时，查表修正值为"7.5"，则声强修正后为 50+7.5=57.5(dB)。

【实验内容与步骤】

(1) 在听觉实验仪的耳机插孔中插入耳机插头。打开电源开关，按下与被测耳对应的左右声道按钮。戴上耳机熟悉一下 100Hz～8kHz 的测试音，如果 40(dB)听不到，可适当调节音量旋钮，使音量变大再听，然后恢复到开机时的状态。

(2) 同桌的同学分成主试与受试，互相测试。与受试者约定"刚好听到"和"刚好听不到"的手势。受试者背对主试者，主试者操作先送出 1000Hz、40dB 的纯音，如果受试者被测耳能清晰听到，则调节音量旋钮降低声强直至刚好听不到，如果被测耳听不到测试声，则增大声强直至刚好听到。

(3) 正式开始测试，室内需要尽可能地保持安静。主试者用"升降法"对受试者的被测耳进行听阈测试，数据记录表 1-3-3 中的每个定点频率都要测量 3 次；由于是采用升降法测量(上升与下降是分别记录的)，故表中记录 6 个听阈值。如果有时间，可用同样的方法测量另一只耳。

(4) 算出各定点频率的听阈平均值$\overline{L}$，根据耳机频率响应修正后的值作为测试结果 L，一并填入表 1-3-3 中。

表 1-3-3 气导纯音听阈测试数据记录表 ( )耳 听力级(HL) 单位：dB

听阈 频率/Hz	$L_{1上}$	$L_{1下}$	$L_{2上}$	$L_{2下}$	$L_{3上}$	$L_{3下}$	平均值$\overline{L}$	修正值	测试结果 L
1k									
2k									
4k									
8k									
10k									
800									
400									
200									
100									

(5) 画出听力图。根据表 1-3-3 中听阈测试结果值 L，在图 1-3-4 中画出听力图，并进行听力评价。

【注意事项】

(1) 开机前，确认电源在交流 198～242V 所规定的范围内，否则可能导致仪器受损。

(2) 每次打开电源开关，仪器将自动把音量设置在"40"分贝，而音频信号则设置在关的状态，显示"00"。

(3) 实验前，仪器最好先预热 2 分钟，使仪器各项指标达到最佳状态。

(4) 使用前，耳机线上的音量调节旋钮要调到最大。

(5) 仪器使用过程中不能拔插耳机。

(6) 使用听觉仪时，建议每人测量一个频率点后休息一下，换另一个人测量，以免听觉疲劳。

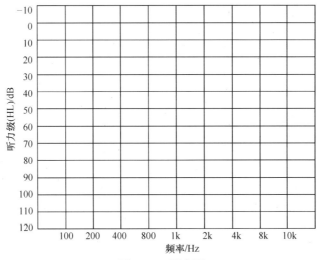

图 1-3-4　听力图

【思考题】

(1) 什么叫听力级、中国零级、声强级、响度级?

(2) 按声强级和声压级的定义,对同一个声音两者的分贝值是否相等?

(3) 强度级相同的声音听起来是否一样响? 同一条等响曲线上各种频率的声音听起来是否一样响? 响度级不同的声音,声音强度级是否一定不同?

(4) 什么是听阈曲线、痛阈曲线和听觉域?

(5) 听阈测试中常采用升降法,升降法的方法是什么?

(6) 为什么要对听阈平均值进行修正?

(7) 根据听力图定义,耳聋听力图一般具有什么特点?

实验四　B类超声波实验

【实验目的】

(1) 掌握声波有关概念、声波的反射与透射规律。

(2) 理解超声波产生和发射机理。

(3) 掌握用B类超声实验仪测量水中物体的超声成像。

【实验器材】

超声诊断仪1台，水槽一个，铁块，石头，耦合剂，橡胶球等。

【实验原理】

(一) 声波概述

声波的分类见表1-4-1。

表1-4-1　声波的分类

声波的分类	频率范围	作用于人耳的效果，例子
次声波	<20Hz	听不到，对人体有害
正常声波	20～20 000Hz	能听到
超声波	>20 000Hz	听不到，声呐、B超

从物理学角度讲，声音是由物体振动产生的一种波，声波是物体机械振动状态(或能量)的传播形式。而振动指的是物质的质点在其平衡位置附近做往返运动的形式。例如，敲锣打鼓的时候，就在鼓的上下面振动，该振动状态通过弹性介质(此处为空气介质)向四周传播而作用于我们的耳膜，使我们能够感知，这些统称为声波。因为声波传播需要(弹性)介质，所以在真空中声波不能传播。声音作为一种波，它具有波的所有特性，包括反射、干涉、衍射等，而超声波是指振动频率大于20 000Hz以上的，其每秒的振动次数(频率)甚高，超出了人耳听觉的一般上限(20 000Hz)，人们将这种听不见的声波叫做超声波(其实次声波、超声波和特超声波都是人类的耳朵无法直接听到的，次声波是指频率低于20Hz的声波)。超声和可闻声本质上一致，它们的共同点都是一种机械振动模式，通常以纵波的方式在弹性介质内传播，也是一种能量的传播形式，其不同点是超声波频率高、波长短、能量高、能在界面上产生反射、折射、衍射和波型转换，在一定距离内沿直线传播具有良好的束射性和方向性，同时穿透能力也强。下面具体介绍一下超声波的特点。

(二) 超声波特点

(1) 方向性好。由于超声波的频率高，所以波长要比处于同一介质中的其他声波波长短得多，波长越短则衍射现象越不明显，所以超声波的传播方向性好。

(2) 穿透能力强。超声波频率高，在相同振幅下强度大，穿透本领强。在介质中传播时，强度衰减与声阻抗呈负相关，与频率呈正相关。一般来说，超声波虽然在气体中衰减很强，但在固体和液体中衰减较弱。例如，超声波能够穿透几十米厚度的不透明固体，所以超声波在固体和液体中应用较广。

(3) 能量大。超声波在介质中传播，当振幅相同时，振动频率越高能量越大。因此，它比普通声波具有大得多的能量。

(4) 由于超声波的波长≪反射体的线度，所以被反射体散射不显著，反射显著。这是获取超声图像的重要手段之一。

(5) 引起空化作用。在液体中传播时，超声波与声波一样是一种疏密的振动波，液体时而拉伸，时而压缩，产生近于真空或含少量气体的空穴。在声波压缩阶段，空穴被压缩直至崩溃。在空穴崩溃时产生放电和发光现象，这种现象称为空化作用。

超声波的频率在 20kHz～100MHZ，对钢等金属材料的检测，常用的频率为 0.5～10MHz。超声波的机械效应、生物效应、热效应、弥散效应、触变效应等对人体组织会造成一定的伤害，必须重视安全剂量。一般认为超声对人体的安全阈值为 100mW/cm²。

(三) 超声检测工作原理

介绍超声检测工作原理之前，先介绍几个关于(超)声波的基础概念：

1. 声阻抗 Z 声阻抗 Z 是超声成像的基本理论依据之一，它的定义为声压 P 与介质质点的振动速度 v 之比。

$$Z = \frac{P}{v} = \frac{P_m}{v_m} = \rho u \qquad (1\text{-}4\text{-}1)$$

可见，声阻抗与声介质密度和声传播速度密切相关，表征了介质传播声波的能力。表 1-4-2 列举了几种常见物质的声阻抗。

表 1-4-2 几种介质的声速、密度和声阻抗

介质	声速 $u/(m/s)$	密度 $\rho/(kg/m^3)$	声阻抗 $\rho u/[kg/(m^2 \cdot s)]$
空气(0℃)	3.32×10^2	1.29	4.28×10^2
空气(20℃)	3.44×10^2	1.21	4.16×10^2
水(20℃)	14.8×10^2	988.2	1.46×10^6
脂肪	14.0×10^2	970	1.36×10^6
脑	15.3×10^2	1020	1.56×10^6
肌肉	15.7×10^2	1040	1.63×10^6
密质骨	36.0×10^2	1700	6.12×10^6

2. 声强 声波作为一种机械波，其波的强度就是声强。根据波的强度，声强 I 为

$$I = \frac{1}{2}\rho u \omega^2 A^2 = \frac{1}{2}Zv_m^2 = \frac{P_m^2}{2Z} = \frac{P_e^2}{Z} \qquad (1\text{-}4\text{-}2)$$

可见，声强与声幅的平方成正比；若声压一定，与声阻抗成反比。

3. 声波的反射与折射 当超声波在传播过程中从一种介质进入另一种介质时，如果这两种介质声阻抗不同，那么在介质的交界面上也会发生反射与透射(折射)现象。反射波的强度 I_r 与入射波的强度 I_j 之比，决定于两种介质的阻抗差

$$\frac{I_r}{I_j} = \left(\frac{Z_1 - Z_2}{Z_1 + Z_2}\right)^2 \qquad (1\text{-}4\text{-}3)$$

式中，$Z_1 = \rho_1 C_1$，$Z_2 = \rho_2 C_2$ 分别表示第一介质和第二介质的声阻抗(ρ 和 C 表示介质的密度和超声波在介质中的传播速度)。

根据(1-4-3)式可知，两种介质的阻抗差越大，超声波在其分界面上的反射就越强烈。

而透射波的强度 I_t 与入射波的强度 I_j 之比，同样决定于两种介质的阻抗差，对于垂直入射的情况，反射率与透射率有如下结论：

$$\frac{I_r}{I_j} = \frac{4Z_1Z_2}{(Z_1 + Z_2)^2} \tag{1-4-4}$$

可见，强度反射系数和强度折射系数的大小与界面两侧的声阻抗差有关。当两种介质声阻抗相差较大时，反射较强，透射较弱；声阻抗相近时，透射较强，反射较弱。

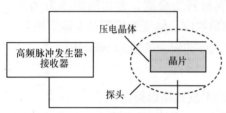

图 1-4-1 超声探头简易原理图

4. 超声波的产生与接收 产生超声波的方法有很多种，应用最普遍的是压电法。压电法采用压电式换能器(探头)，它是应用某些晶体的压电效应制成的，见图 1-4-1。所谓(正)压电效应是指当晶片(晶体薄片)受到周期变化的压力和张力交替作用，则晶片的两表面会产生相同频率的电荷变化，以至于产生电压变化，这种现象称为正压电效应。在一定范围内，产生的电荷多少与受力呈正相关，如果晶片受到的作用是压力和拉力交替作用，则晶片两表面之间产生同样规律的电压变化；而逆压电效应是指：当晶片两表面加上变化的电压时，晶片的厚度将根据电场的方向而变化，会伸长或缩短，这种现象称为逆压电效应。如果对压电晶片施加频率大于 20kHZ 的交变电压(由高频振荡器产生)，那么在交变电场的作用下，压电晶片将发生同频率的压缩和拉伸形变，即产生超声振动，该振动在弹性介质中传播产生超声波。正因如此，压电式换能器既能产生超声波，也能作为超声波的接收器。

5. 超声波检测原理 采用一定的方式使得声源产生超声波进入待测物体中；超声波在待测物体中传播并与物体材料及其中的缺陷部分产生相互作用，使其传播方向或特征被改变，改变后的超声波通过检测设备被接收，并可对其进行处理和分析；根据接收的超声波的特征，评估试件本身及其内部是否存在缺陷及缺陷的特性。

6. B 型超声诊断仪的回声显示成像法 B 型超声诊断仪是在 A 型超声诊断仪的基础上发展而来。A 型超声诊断仪，也称幅度调制显示(amplitude modulation display)型超声诊断仪，主要原理是利用声波在人体内不同组织脏器的不同声阻抗，从而在界面上形成回波，将回波经过放大后加于示波器的垂直偏转板上来显示回波波形，而在水平偏转板通过加载扫描电压，从而把所有回波以脉冲幅度形式按照时间顺序在荧光屏上水平排开，则纵轴代表回波幅度，横轴则代表组织距离体表的深度。

B 型超声诊断仪是用辉度调制显示(brightness modulation display)的成像仪器，基本原理与 A 型相同，不同之处主要体现在以下两点：

(1) 辉度调制：回波不再以幅度的脉冲显示，而是以不同辉度的光点显示，光点的辉度与回波的强度成正比，而相应反射界面的位置则由光点的位置确定。

(2) 显示断层声像：通过机械装置与电子学的方法让深度扫描线与探头同步移动，显示在荧屏上的则是一个二维的断层扫描图像，故 B 超也称超声断层扫描仪，如图 1-4-2 所示。

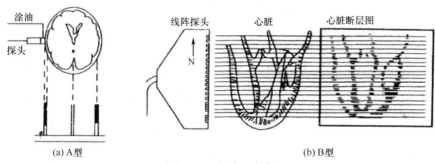

图 1-4-2 超声诊断仪

当前超声诊断仪有很多型号，扫描方法也多种多样，对反射、散射等信号进行采集，并以图像的形式对各种组织与病变形态加以呈现，依托病理学与临床医学的专业知识，在观察和分析的基础上，找到特定的反射规律，从而准确判断出病变的部位和性质。我们利用 B 超可以得到人体内部器官清晰的截面图形。B 超因其价格便宜，不良反应几乎没有，得到较为广泛的应用，尤其是对于肝、胆、肾等实质性器官，以及卵巢、子宫等妇科的检查和诊断。

7. B 超系统的两种扫描方式 B 超系统常用的两种扫描方式分别为线阵扫描和相控扇扫图 1-4-3。线阵扫描 B 超系统的基本原理是按照直线把一连串超声换能器排列好，依靠控制系统控制好它们，并连续依次地使各组换能器动起来，然后形成扫描波束。与此同时，换器及时准确地接收回波信号。一组换能器开始工作是在前一组换能器完全接收回波以后。并且，人们利用相控技术进行波束聚焦，从而增强回波信号，再将它送到信号处理系统，信号处理系统接着将回波信号处理以后，转变为视频信号输送出来，提供给显示器、图像记录仪进行记录。相控扇扫 B 超系统的原理与线阵扫描 B 超系统的原理基本相同，只是它们的换能器的扫描控制方式不同而已。相控扇扫利用控制器，并且按照特定的时差规律，让换能器被等级差时间延迟的激励脉冲激而发射出超声波。通过叠加不同相位超声波的功率，特定角度的波束就形成了。当然，如果我们改变各换能器的发射相位差，那么波束角度就会发生改变，从而形成扇扫波束。

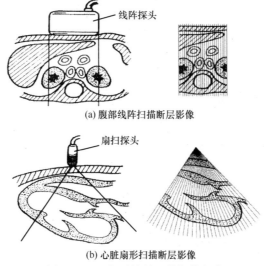

(a) 腹部线阵扫描断层影像

(b) 心脏扇形扫描断层影像

图 1-4-3 B 超系统的两种扫描方式

【实验内容与步骤】

B 超诊断仪型号不同，功能键难免会不尽相同，可以根据实际情况，参考仪器使用说明书进行 B 超图像的观测及测量的操作。

1. 观测橡胶球图像并测量其线度　接通电源，打开开关，内置的微电脑会自动完成仪器的自校准及初始化工作，旋转探头 2 分钟，使其处于"冻结"状态。

将橡胶球沉入盛有肥皂液的水槽中，探头贴在水槽外壁(注意：探头处必须涂抹耦合剂)，等待测物体的图像出现后，调节"对比度"和"亮度"让图像清晰稳定地呈现出来。

按下"FREEZE"键，探头开始工作，B 超进入工作状态，移动及转动探头根据返回的图像情况交替调节"近场""远场"按键直至图像清晰，观测图像达到最佳状态时按下"FREEZE"键固定图像。

擦净探头并将其置于架上。

测量橡胶球线度，按下"+"号键，屏幕上会出现相应符号的浮标，按各个方向的光标键分别向八个方向移动，按下"FAST"键可以改变移动速度的快慢，大游标定位键是"REF"键，同时同一位置会出现小游标并且在屏幕左下角显示光标之间的距离(值为"0")，移动小游标到适当位置，显示的距离值也会随之变化，移动到测量位置再按下"REF"，目的是固定小游标，记下此时的数据 D_1，填入表格 1-4-3 中，利用"X"键同时测量该图像，并从不同角度测量，记下此时数据为 D_2，同样填入表格中，多次测量直径 D 和采集画面并求出直径 D 的平均值填入表格中，对比实际直径 D_0，计算相对误差。

2. 观测其他待测物体(石块、铁块等)的显像图片　如把橡胶球换成铁块置入水槽中，观测器 B 超声成像并与橡胶球的图像进行对比。

3. 观测人体组织的 B 超图像　将人体待测部位(如手背、腕部)涂上耦合剂，探头紧贴皮肤做各方向移动，观测手部骨骼、组织的超声影像。

【数据记录与处理】

记录于表 1-4-3 中。

表 1-4-3　橡胶球线度测量

实际直径 D_0	用"+"光标测量(D_1)	用"X"光标测量(D_2)	平均值 $\overline{D}$	相对误差 E

【思考题】

(1) 超声波的产生原理是什么，何为压电效应？

(2) 什么是声阻抗，受哪些因素的影响？

(3) 在做超声成像之前要涂抹耦合剂，为什么？

(4) 橡胶球和铁块、石块的超声影像有何区别，为什么？造成区别的原因是什么？

实验五　心率血压的测量

【实验目的】

(1) 学习并掌握测人体脉搏的间接测压法的原理和方法。

(2) 观察在正常情况下，不同因素对脉搏和动脉血压的影响。

(3) 学会人体在安静时和运动前后脉搏及血压的测量。

【实验器材】

血压计，听诊器，秒表，电子节拍器。

【实验原理】

(一) 什么是脉搏

脉搏是指动脉血管壁随心脏的收缩和舒张而发生的规律性搏动。在正常情况下，脉搏频率和心率是一致的，所以运动实践中常用脉搏的测定来代替心率的测定，记录单位为次/分钟。测定脉搏的方法有：动脉测定法和听心率法。

正常成年人安静时心率在 60～100 次/分钟，平均为 75 次/分钟，影响心率的因素很多，例如，受年龄、性别、生理状况、训练水平、体力劳动及体育运动的影响。运动有素的运动员安静时脉搏比一般的人慢。优秀运动员在运动中，脉搏频率可高达 200 次/分钟，在安静时，脉搏却可少到 35 次/分钟。

(二) 什么是血压

血压是指血管内的血液对单位面积血管壁的侧压力。以前习惯用毫米汞柱(mmHg)表示血压的高低，但压强的法定计量单位为帕(Pa)，即 N/m^2，帕的单位较小，一般用千帕(kPa)表示，1mmHg=0.133kPa。

下面介绍关于人体血压的几个关键概念。

(1) 收缩压：当左心室收缩时，血液进入主动脉，主动脉血压达到最大值，称为收缩压。正常人收缩压在 100～120mmHg，即 13.3～16.0 kPa。血压单位：kPa(1 kPa=7.5mmHg)。

(2) 舒张压：心脏舒张时，主动脉血液逐渐流入分支血管，血压下降到最小值，称为舒张压。正常人的舒张压为 60～80mmHg，即 8.0～10.7 kPa。

(3) 脉搏压(脉压)=收缩压−舒张压。

(4) 平均动脉压：一个心动周期中动脉血压的平均值，如图 1-5-1 所示。常用简单方法来估算平均动脉压，即

$$\overline{P} = P_{舒张} + \frac{1}{3} P_{脉压} \qquad (1\text{-}5\text{-}1)$$

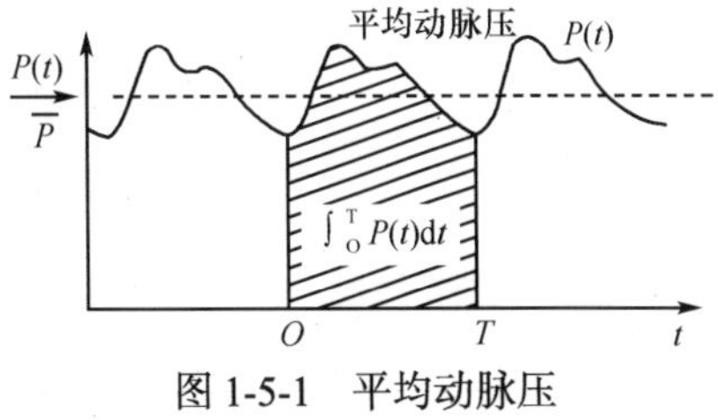

图 1-5-1　平均动脉压

(三) 如何测血压

测量血压最常用的是间接法。通过使用血压计在动脉外加压，根据血管音的变化测定血压。当外加压力超过动脉血压的收缩压时，受压部位的血流完全被阻挡，此时在受压部位的远侧听不到声音。当外加压力低于收缩压而高于舒张压时，血液则可断续地通过受压

部位使血流形成涡流而发出声音。

血压是脉动的，心脏收缩(左心室收缩)时，血液进入主动脉，主动脉血压升高，其最大值为收缩压；心脏舒张时血液仍在通过毛细血管流走，在下次心脏收缩前降到最低值，这个最低值为舒张压。

用外力挤压血管，使血液不能通过，然后减小压力。当外加压力小于收缩压，大于舒张压时，心脏收缩时血液将血管冲开，心脏舒张时血压降低，外加压力将血管再次压住。

血管被外力压住时血管壁发生碰撞发出声音。外力大于收缩压时血管打不开，不打开就无所谓合上，没有碰撞的声音；外力小于舒张压时，血液连续流过，也没有碰撞的声音。

医生将减小外力时听到的第一个碰撞声的压力作为收缩压，最后一个碰撞声作为舒张压。

我国健康的成年人安静时动脉血压正常数值：收缩压为 100～120mmHg，舒张压为 60～80mmHg。记录方式 120/80mmHg 或 16/10.7 kPa。

按世界卫生组织规定，将血压超过 160/95mmHg 列为高血压；而在我国，则将血压超过 140/90mmHg 视为高血压，表 1-5-1 是中国人平均正常血压参考值。

动脉血压会有一定波动：动脉血压是常用的生理指标测定方法之一。正常人安静时的动脉血压较为稳定，变动范围较小。正常人的血压随性别、年龄及其他生理情况，以及环境条件的变化而变化。

表 1-5-1　中国人平均正常血压参考值　单位：mmHg

年龄/岁	收缩压(男)	舒张压(男)	收缩压(女)	舒张压(女)
16～20	115	73	110	70
21～25	115	73	110	71
26～30	115	75	112	73
31～35	117	76	114	74
36～40	120	80	116	77
41～45	124	81	122	78
46～50	128	82	128	79
51～55	134	84	134	80
56～60	137	84	139	82
61～65	148	86	145	83

【实验内容与步骤】

听诊器、血压计如图 1-5-2 和图 1-5-3 所示。

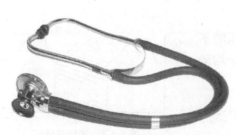

图 1-5-2　听诊器

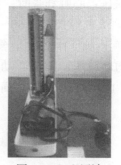

图 1-5-3　血压计

安静时脉搏的测定(桡动脉测定法)：以食指、中指、无名指轻压在被试者的桡动脉上，连续计数每 10 秒钟的脉搏数，如连续三个 10 秒的脉搏数是一样的，即以这个数字乘 6，若不一样测取三个数值的平均值乘 6，得出被试者每分钟的脉搏频率，填入表 1-5-2 中。

表 1-5-2　桡动脉测定法

测定时学生的练习内容	心率次数						平均心率（次/分钟）
	第一次测量		第二次测量		第三次测量		
	10秒（次）	折合1分钟（次）	10秒（次）	折合1分钟（次）	10秒（次）	折合1分钟（次）	
静坐							
运动1分钟							
运动2分钟							
运动3分钟							
运动4分钟							
运动5分钟							

(一) 安静时动脉血压的测定

(1) 静坐——受试者。静坐 5 分钟，脱去右臂上臂衣袖。取坐位，全身放松，右肘关节轻度弯曲，置于实验桌上，使上臂中心部与心脏位置同高。(注意：不要握拳，手臂测量部位的高度与心脏水平，与身体呈45°角。)

(2) 松旋扭——松开气门旋钮，将压脉带内的空气排尽再将气门旋扭扭紧。

(3) 绑压脉带——将压脉带裹于受试者右上臂，下缘应在肘关节上 2~3cm，松紧适宜，手臂与心脏同一水平。

(4) 找肱动脉——将听诊器的胸端放在肘窝上肱动脉搏处(肘窝上 3cm 处靠内侧)。(注意：不可用力下压)。将听诊器两耳器塞入外耳道，务必使耳器弯曲方向与外耳道一致。

(5) 开水银开关——将血压计水银柱下开关打开。

(6) 打气加压——先将气门旋扭顺时针扭紧，然后打气(正常人约打气至 160mmHg)加压，同时注意听声音变化。

(7) 放气、听音、观察——然后扭开打气球气门旋钮缓慢放气，此时可听到血管音的一系列变化：声音从无到有，由低而高，而后突然变低，最后完全消失。

(8) 将安静时测得的血压结果记录下来。记录形式：收缩压/舒张压 mmHg 或 kPa。

关于收缩压与舒张压的判断

在听到类似"嘣"的第一声清晰而短促脉搏音时，血压表上所示水银柱高度即代表收缩压。

在声音突然由强变弱(或声音变调)这一瞬间，血压表上所示水银柱高度代表舒张压。也有人把声音突然消失时血压计上所示水银柱高度作为舒张压，若取后者，需另加0.67kPa(5 mmHg)较妥。

(二) 研究体位对血压的影响

体位改变反映重力对血液的影响发生变化，通过对血压的调节，保持适宜的器官血流量。

(1) 受试者仰卧于实验台上，休息 5 分钟后测量其血压。

(2) 受试者取立正姿势 15 分钟，其间每隔 5 分钟测量血压一次。

(三) 运动前后脉搏和动脉血压的测定

运动前脉搏血压可在安静时测定。也可在准备活动前测定。

运动后可根据测定要求分别在运动后 1 分钟、2 分钟、3 分钟、4 分钟、5 分钟……的测定。

运动后脉搏血压的测定，一般先测 10 秒的脉搏，然后测血压并记录所测定的结果，要求测定准确，全部测定要在 1 分钟内完成。

以 30 秒蹲起 20 次的定量工作为例，测定运动前后脉搏血压，其步骤如下：

(1) 被试者坐位，测定运动前脉搏、血压，并做好记录。

(2) 截断脉压带和血压计之间的连接，让脉压带仍绑在被试者上臂上。

(3) 被试者两腿分开与肩同宽。按 20 次/30 秒的节奏，蹲起 20 次。

(4) 即刻先测其运动后一分钟前 10 秒的脉搏，然后测血压记录结果。

(5) 运动后第 2 分钟开始时，仍然按第 1 分钟的要求，测定脉搏血压(切记：运动后秒表打开后不要关了，一直开着)第 3 分钟、4 分钟……同上，直到测定结果恢复至运动前的水平为止。

(6) 将测定结果记录在表 1-5-3 中，然后分析。

表 1-5-3　定量工作的脉搏与血压

指标	运动前	运动后				
		1 分钟	2 分钟	3 分钟	4 分钟	5 分钟
脉搏/(次/分)						
血压/mmHg						

实验结束后将血压计右倾 45°，关闭水银开关。将压脉带中的气体驱净，关紧气门，气球放在固定的位置，以免压碎玻璃管。

【注意事项】

(1) 测量时应在安静环境中进行，以便于听诊。

(2) 受试者应脱去衣袖，以免袖口过紧，阻碍血液循环。

(3) 血压有一定的波动性，所以测血压不要在上厕所、开会、运动、吃饭、吸烟、饮酒、饮咖啡及寒冷后 30 分钟内进行。测血压前要保持安静状态 5 分钟以上，室内保持安静，室温在 20℃左右。

(4) 戴听诊器时，务必使耳器的弯曲方向与外耳道一致，即接耳的弯曲端向前。

(5) 脉压带的宽度有 7cm、9cm、12cm 三种，应以覆盖受试者上臂长 1/2～2/3 为宜。

(6) 打气时不要太快，压力不可过高(160mmHg 即可)，以防水银喷出管外。

(7) 重复测量时，应让汞柱回到零位后再测，以防静脉回流不畅。

(8) 测量血压时，听诊器胸件不能放在脉压带下。

(9) 压脉带裹绕要松紧适宜，以能插入一指为宜，并与心脏同一水平。过紧会导致测得的血压值偏低；袖带过松会导致测得的血压值偏高。

(10) 正常情况下，右臂血压较左臂血压更接近主动脉压，所以，测血压首选右臂。

(11) 实验完毕后，将水银流入水银槽内关闭开关。

【思考题】

(1) 冷热，运动与否，情绪激动与否，是否会影响心率及血压的测量？

(2) 测定动脉血压的原理是什么？怎样保证测定的动脉血压的准确性？

(3) 体位、呼吸和温度改变后，脉搏和血压有何变化？为什么？

(4) 测定脉搏(心率)和血压在运动实践中有何意义？

实验六　液体黏滞系数的测定

【实验目的】

(1) 了解用斯托克斯公式测定液体黏滞系数的原理。

(2) 掌握用激光光电传感器测量时间和物体运动速度的实验方法。

(3) 掌握激光电门在落球法测定液体的黏滞系数中的应用。

(4) 掌握用落球法测定液体的黏滞系数。

【实验器材】

FD-VM-Ⅱ型落球法液体黏滞系数测定仪，螺旋测微器，温度计，游标卡尺，待测液体、小钢球若干。

【实验原理】

什么是液体的黏滞系数?

自然界中任何流体(包括液体、气体)都具有不同程度的黏滞性。当物体在液体中运动时，会受到附着在物体表面并随物体一起运动的液层与邻层液体间的摩擦阻力，这种阻力称为黏滞力(黏滞力不是物体与液体间的摩擦力)。流体的黏滞程度用黏滞系数表征，它取决于流体的种类、速度梯度，且与温度有关。

实际流体在管中流动时一般会分成如下三种情况：层流、紊流(也称湍流)，以及介于二者之间的过度流。而判断直管道中层流与湍流的一个关键判据称为雷诺数 Re。

$$Re = \frac{\rho \upsilon r}{\eta} \tag{1-6-1}$$

其中，ρ 为流体的密度，r 为流管的半径，υ 为流体的平均流速，η 为流体的黏度，Re 为雷诺数(无单位)。

当 $Re < 1000$ 时，为层流；当 $1000 < Re < 2000$ 时，为过渡流；当 $Re > 2000$ 时，为湍流。可见，流体黏度越小，密度越大，越容易产生湍流；管道越细，越不容易出现湍流。本实验所讨论的情况为层流。

当流体流速不大时，流体将在管中做分层流动，而且相邻各流层因速度不同而做相对滑动，彼此"井水不犯河水"，不相混杂，可以形象地将黏滞流体分成许多很薄的流层，各个流层的速度虽不同，单流速分层却有一定的变化规律。为了描述这一变化规律，我们在这种流体在管内流动时，其质点沿着与管轴平行的方向做平滑直线运动的流动称为层流，如图 1-6-1 所示。

实际流体在水平圆形管道中做层流时的速度分布情况为：附着在管壁的一层流体流速为 0，从管壁到管轴流体的速度逐渐增大，管轴处速度最大，形成不同流层。为了描述各层流的速度大小，引入一个新的概念：速度梯度。

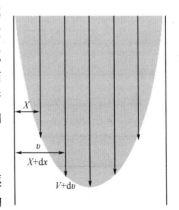

图 1-6-1　速度梯度示意图

速度梯度定义：在垂直于流动方向上，每增加单位距离，流体速度的增加量称为速度梯度。

假设流体沿 Y 方向分层流动，沿 X 方向速度梯度为 $\dfrac{\mathrm{d}v}{\mathrm{d}x}$，相邻流层接触面积为 ΔS，实验证明黏滞力 f 与它们的关系式如下：

$$f = \eta \frac{\mathrm{d}v}{\mathrm{d}x}\Delta S \tag{1-6-2}$$

注意：x 是从边沿开始。式中比例系数 η 称为流体的黏滞系数，简称黏度，在国际单位制中，黏度的单位是 Pa·s(帕·秒)，它是指当两层流层间具有单位速度梯度时，沿流层单位面积上所受的内摩擦力，该式称为牛顿黏滞定律。

一般情况下，影响液体黏滞系数大小的因素包括液体本身的性质、液体的温度及流速。比如流体不一样，黏度一般也不同，即使是同种流体在不同温度下黏度也会不同。此外，压强也会影响液体的黏度，比如在高压下的流体黏度会有比较明显的增加。

在医学方面液体黏滞系数的测量非常重要。例如，人体血液黏度增加会使供血和供氧不足，这样会导致心脏的负担增大，从而导致心脑血管疾病的产生；而在工业上，例如，石油在封闭管道长距离输送时，其输运特性与黏滞性密切相关，在设计管道前必须测量被输石油的黏度。

液体黏滞系数的测量方法有毛细管法、圆筒旋转法和落球法等。本实验采用落球法测定液体的黏滞系数。

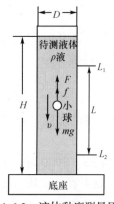

图 1-6-2 液体黏度测量原理

如图 1-6-2 所示，当质量为 m、体积为 V 的金属小球在密度为 $\rho_{液}$ 的黏滞液体中下落时，分析其受力情况，它受到三个铅直方向的力作用，分别是：重力 mg、液体浮力 $f=\rho Vg$ 和液体的黏性阻力 F。

如果把问题理想化，我们不妨假设小球半径 r 和运动速度 v 都很小，液体均匀且无限深，忽略深处液体压强增大对液体黏滞系数的影响，则黏滞阻力 F 可写为

$$F = 6\pi\eta rv \tag{1-6-3}$$

式(1-6-3)即斯托克斯公式。式中 η 称为液体的黏滞系数，单位为 Pa·s，主要与液体的性质和温度有关。

设此时小球开始下落，速度 v 很小，由式(1-6-3)可知此时的阻力 F 并不大，小球重力大于 F，由牛顿第二定律可知小球将加速向下运动。但是随着小球下落速度 v 的不断增大，由式(1-6-3)可知黏滞阻力逐渐加大，当速度达到一定值时，三个力达到平衡，即

$$mg = \rho_{液}Vg + 6\pi\eta rv \tag{1-6-4}$$

此时小球以一定速度匀速下落，该速度称为收尾速度，记为 $v_{收}$。由式(1-6-4)可得

$$\eta = \frac{(m - \rho_{液}V)g}{6\pi rv_{收}} \tag{1-6-5}$$

由此可知，要精确测出 η，关键要测准最后的收尾的匀速运动的速度大小 $v_{收}$。不妨设小球直径 $d = 2r$，则小球体积 $V = \dfrac{4}{3}\pi r^3$，$v_{收} = \dfrac{L}{t}$，代入式(1-6-5)，则

$$\eta = \frac{(\rho_{球} - \rho_{液})d^2 gt}{18L} \tag{1-6-6}$$

式(1-6-6)中 L 为小球匀速下落的距离(图 1-6-2)，小球下落距离 L 所花时间为 t。

现在回到实际情况，因为做实验时待测液体必须盛放在容器内，容器本身体积有限，并不满足理想化的"无限宽广"的条件，而其容器壁对小球运动的影响也不可忽略，故对实际测得的收尾速度 $v_{收}$ 及式(1-6-5)、(1-6-6)进行修正，修正后的式(1-6-6)为

$$\eta=\frac{(\rho_{球}-\rho_{液})d^2gt}{18L\left(1+2.4\dfrac{d}{D}\right)\left(1+1.6\dfrac{d}{H}\right)} \tag{1-6-7}$$

式中，D 为盛液体圆筒的内径，H 为圆筒中液体高度。

实验时若液体温度偏高(液体黏滞系数随着液体温度上升而下降)等因素导致小球下落速度较大，则小球下落时还要考虑可能出现的湍流情况，因式(1-6-1)和式(1-6-7)还需要修正。为了判断是否出现湍流，可利用上面提到的流体力学中一个重要参数——雷诺数 Re 来判断了，由式(1-6-1)，我们知道，Re 为

$$Re=\frac{2rv_{收}\rho_{液}}{\eta} \tag{1-6-8}$$

当雷诺数不甚大时，斯托克斯公式(1-6-3)修正为

$$F=6\pi rv\eta\left(1+\frac{3}{16}Re-\frac{19}{1080}Re^2\right) \tag{1-6-9}$$

则修正后的黏度测得值 η_0 为：

$$\eta_0=\eta\left(1+\frac{3}{16}Re-\frac{19}{1080}Re^2\right)^{-1} \tag{1-6-10}$$

实验时，先由式(1-6-7)求出近似值 η，再用 η 代入式(1-6-8)求出雷诺数 Re，最后由式(1-6-10)求出最佳值 η_0。

【实验内容与步骤】

用 FD-VM-Ⅱ型落球法液体黏滞系数测定仪进行测量，实验仪器如图 1-6-3 所示。该测

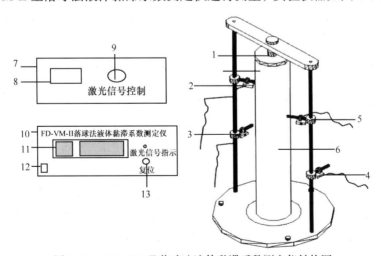

图 1-6-3　FD-VM-Ⅱ落球法液体黏滞系数测定仪结构图

1. 导管；2. 激光发射器 A；3. 激光发射器 B；4. 激光接收器 A；5. 激光接收器 B；6. 量筒；7. 主机后面板；8. 电源插座；9. 激光信号控制；10. 主机前面板；11. 计时器；12. 电源开关；13. 计时器复位端

定仪使用的电磁铁能够吸持和释放小钢球，既可以保证小球沿圆筒中心轴线下落，减小测量误差，也可方便重复实验；此外，圆筒的底部设计成斜坡状，这样小球在下落后会自动滚到圆筒地势低的一边，方便用钢球吸拾器从筒外壁将球引导到电磁铁下端并被电磁铁吸住取出，而且同规格的小钢球只需一颗便可反复实验，也避免了圆筒内出现小钢球堆积的情况；此外，本实验采用激光光电门计时，大大提高了计时的准确性。

(一) 调节液体黏滞系数测定仪

(1) 分两步调节测定仪底盘至水平位置。

1) 粗调：调节底盘的旋钮，结合目测，使底盘初步达到基本水平。

2) 微调：在测定仪电磁铁位置(即横梁的中间位置)悬挂一重锤，调节测定仪底盘的高度旋钮直至重锤正对准底盘的中心圆点。

(2) 安装两个激光光电门(光电门1，图 1-6-3 中的 "2" 与 "5"；光电门2，图 1-6-3 中的 "3" 与 "4")在该实验装置上，接通激光电源。调节上、下两个激光发射器至两束红色激光平行地对准铅锤线。

(3) 将重锤收回，在实验架底盘中央安放盛放蓖麻油的圆筒，注意在实验全过程不可改变圆筒的位置。调节上、下两个激光接收器，使它们的窗口分别接收上、下两束激光。

(4) 在实验架上装上电磁铁，将其电源插头接至 "计时仪" 后面板对应的电源插座上，接通 "计时仪" 电源，让电磁铁磁化。

(5) 将 1 个小钢球投入圆筒，用钢球吸拾器在圆筒外壁将小球吸住，并沿管壁将球引导到电磁铁下端并被电磁铁吸住。

(6) 在小钢球静止数秒(建议至少 10s)之后，按计时仪上 "计时键" 一次，此时的计时仪会显示 "C0.0000"，其中 "C" 表示计时仪处于计时状态。轻按电磁铁上方的按钮开关，看小球下落过程中计时仪是否能正常计时；若不能，则仔细调整激光光电门的位置，直到小球下落过程中能使光电门正常工作。

(二) 确定小球达到收尾速度时光电门的位置

(1) 调节激光光电门的位置，使光电门1的激光在圆筒中轴线处距油面下方1cm处(对应图 1-6-2 的 L_1)，光电门2的激光在圆筒中轴线处距底上方约 5cm 左右处(对应图 1-6-2 的 L_2)，记录小球通过 L_1、L_2 所用时间 t，测出 L_1、L_2 距离 L(用直尺测量两激光束在圆筒中轴线处的距离)，计算小球的下落速度 $v_1(v = \dfrac{L}{t})$。

(2) 改变激光光电门1的位置，使光电门1的激光在圆筒中轴线处距油面下方分别为 3cm 和 5cm 处，重复上述实验，分别测出 L_1 与 L_2 间的距离 L，计算小球的下落速度 v_2、v_3。

(3) 根据 v_1、v_2、v_3 的关系，确定小球做匀速运动(达到收尾速度)时光电门1的位置 L_1。例如，若 $v_1 \neq v_2 = v_3$，则光电门1可选在其激光在圆筒中轴线处距油面下方 3cm 以下的位置。

(三) 测量小球下落时间(收尾速度)

(1) 用钢球吸拾器将球引导到电磁铁下端并被电磁铁吸住。

(2) 按一次 "计时键"，计时仪显示 "C0.0000"，"C" 表示计时仪处于计时状态。

(3) 用温度计测量实验前的油温 T_1(℃)，记于表 1-6-1 中。由于液体的 η 随温度升高而迅速减少，例如，蓖麻油在室温附近每升高 1℃，η 减少约 10%，所以小球投放时间要尽量短，使油温基本不变。为了测量准确，在小球投放前后各测一次油温，取平均值作为油温值 T。

(4) 轻按电磁铁上方的按钮开关，小球沿圆筒中心轴线自由落下。小球通过第一个光电门时计时仪开始计时，小球通过第二个光电门时计时仪停止计时，计时仪显示的时间即为小球下落距离 L 所用时间 t。

(5) 同一个球重复测量 6 次，将时间 t 记录到数据表中，求出 t 的平均值。并记录小球投放后的油温 T_2(℃)，记于表 1-6-1 中。

(6) 换另一个半径的小钢球，重复以上实验测量 6 次。

(四) 测量油高度和小钢球直径

(1) 用直尺测出油的高度 H(油面至圆筒底部斜面的中点)，记于表 1-6-1 中。

(2) 用钢球吸拾器将球从油中取出，洗净油污、擦拭干净。

(3) 用螺旋测微器测量小球直径 d，记于表 1-6-2 中。每个小球沿不同方向测 6 次，取平均值。

【数据记录与处理】

表 1-6-1　小球下落时间记录表($L=$_____ m，$H=$_____ m，$T_1=$_____ ℃，$T_2=$_____ ℃)

小球 \ 时间/s \ 次数	1	2	3	4	5	6	平均值
球 1							
球 2							

表 1-6-2　小钢球直径记录表(千分尺分度值：0.01 mm，零点读数：_____ mm)

小球 \ 直径/mm \ 次数	1 次	2 次	3 次	4 次	5 次	6 次	平均值
球 1							
球 2							

注：在室温下，小钢球的密度：$\rho_{球}=7800.0\ \text{kg/m}^3$，蓖麻油的密度：$\rho_{油}=962.0\ \text{kg/m}^3$，圆筒直径：由厂家给定。

【思考题】

(1) 如何判断小球是否做匀速运动？如何测量小球的收尾速度？

(2) 为什么实验中不能用手摸圆筒，不能正对并靠近圆筒液面呼吸？

(3) 为什么在实验过程中要保持待测液体的温度稳定？

(4) 若小球表面粗糙，或有油脂、尘埃，则 η 对实验结果有什么影响？

(5) 为什么小球要沿圆筒轴线下落？如果投入的小球偏离中心轴线，则 η 对实验结果有什么影响？

实验七　液体表面张力系数的测定

【实验目的】

(1) 了解液体的表面特性。

(2) 学习焦利秤的使用方法。

(3) 掌握用拉脱法测量液体的表面张力系数。

【实验器材】

焦利秤，金属丝框，砝码，玻璃皿，游标卡尺，温度计。

【实验原理】

(一) 液体的表面张力

作用于液体表面，使液体表面积缩小的力，称为液体表面张力。它产生的原因是：由于液体分子之间存在分子间作用力，而这个作用力的方向是使位于表面层内的所有分子都指向液体内部，这是由于液体跟气体接触的界面(表面)存在一个薄层，称为表面层，液体内部的分子比表面层的分子要密集，液体表面层分子间的距离比液体内部的要大一些，分子间的相互作用表现为引力。液体表面分子都有进入液体内部的倾向，所以液体表面积具有收缩的趋势。就像你要把弹簧拉开些，弹簧反而具有收缩的趋势。所以在没有外力的情况下，液滴总是呈球形，使其表面积缩到最小，这种使液体表面收缩的力叫做液体的表面张力。

表面张力是液体表面的重要特性，这种应力存在于极薄的表面层内。整个液面就像是一张张紧的弹性薄膜。我们将这种沿着液体表面，使液体表面收缩的力称为液体表面张力。作用于液面单位长度上的表面张力称为表面张力系数。测量该系数的方法有：拉脱法、毛细管法和最大气泡压力法等。本实验使用拉脱法测定液体表面张力系数，它属于直接测量方法。

设想在液面上有一长为 l 的线段，那么表面张力的作用就表现在线段 l 两边的液面以力 f 相互作用，f 的方向垂直于线段 l，且与液面相切，大小与 l 的长度成正比，即

$$f = \alpha l \tag{1-7-1}$$

式中，α 为液体的表面张力系数，它在数值上等于作用在液体表面单位长度上的力。在国际单位制中，表面张力系数的单位为牛（顿）每米，记为 $N \cdot m^{-1}$。表面张力系数 α 的大小与液体的性质、温度和所含的杂质有关。

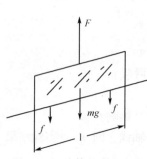

图 1-7-1　液体的表面张力

如图 1-7-1 所示，将金属丝框垂直浸入水中润湿后往上提起，此时金属丝框下面将带出一水膜。该膜有两个表面，每一表面与水面相交的线段上都受到大小为 $f = \alpha l$，方向竖直向下的表面张力的作用。要把金属丝框从水中拉脱出来，就必须在金属丝框上加一定的力 F。当水膜刚要被拉断时，则有

$$F = mg + m'g + 2\alpha l \tag{1-7-2}$$

式中，mg、$m'g$ 分别为金属丝框和水膜所受的重力。据上式有

$$\alpha = \frac{F - mg - m'g}{2l} \tag{1-7-3}$$

设金属丝的直径为 d，当水膜刚要被拉断时膜的高度为 h，水膜的长度为 l。因为拉出的液膜有前后两个表面，中间有一层厚度约为 d 的被测液体膜，该液体膜所受重力为

$$m'g = \rho dhlg$$

由上式可见，只要测量金属丝框的宽度 l、直径 d 和水膜拉断时的高度，用焦利称测出 $(F-mg)$ 之值，就可用式(1-7-3)算出水的表面张力系数。

(二) 焦利秤介绍

焦利秤是一种精细的弹簧秤，常用于测量微小的力。如图 1-7-2 所示，带有米尺刻度的圆柱 B 套在中空立管 A 内，A 管上附有游标 V。调节旋钮 P 可使 B 在 A 管内上下移动。B 的横梁上悬挂一个锥型细弹簧 L，弹簧的下端挂着一面刻有水平线 C 的小镜，小镜悬空在刻有水平线 D 的玻璃管中间。小镜下端的小钩用来悬挂砝码盘 G 和金属丝框 H。调节螺旋 S 可让工作平台 E 做上下移动。

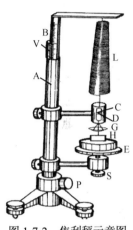

使用焦利秤时，通过调节旋钮 P 使圆柱 B 上下移动，从而调节弹簧 L 的升降，目的在于使小镜子上的水平刻线 C、玻璃管上的水平刻线 D 及 D 刻线在小镜中的像 D′ 三者重合(简称"三线对齐")，这样可以保持 C 线的位置不变。应当指出，普通弹簧秤是上端固定，加负荷后向下伸长。而焦利秤是保持弹簧的下端(C 线)

图 1-7-2　焦利秤示意图

的位置不变，则弹簧加负载后的伸长量 Δx 与弹簧上端点向上的移动量相等，它可用圆柱 B 上的主尺和套管 A 上的游标来测量。再根据胡克定律

$$F = k\Delta x \tag{1-7-4}$$

在已知弹簧劲度系数 k 的条件下，求出力 F。

【实验内容与步骤】

(一) 测量弹簧的劲度系数

(1) 挂好弹簧、小镜和砝码盘，使小镜穿过玻璃管并恰好在其中。

(2) 调节三足底座上的底脚螺丝，使立管 A 处于铅直状态。

(3) 调节升降旋钮 P，使小镜的刻线 C、玻璃管的刻线 D 及 D 在小镜中的像 D′ 三者重合。从游标上读出未加砝码时的位置坐标 x_0。

(4) 在砝码盘内逐次添加相同的小砝码 Δm (如取 $\Delta m = 0.50g$)。每增添一只砝码，都要调节升降旋钮 P，使焦利秤重新达到 "三线对齐"，再分别读出其位置坐标 x_i，将数据记录于表 1-7-1。

(5) 用逐差法处理所测数据，求出弹簧的劲度系数 $\bar{k}$。

(二) 测量水的表面张力系数

(1) 把金属丝框、玻璃皿和镊子清洗干净，并用蒸馏水冲洗。用镊子将金属丝框挂在小镜下端的挂钩上，同时把装入适量蒸馏水的玻璃皿置于平台上。

(2) 调节平台升降螺旋 S，使金属丝框浸入水中。再调节升降旋钮 P，使焦利秤达到"三

线对齐"，记下游标所示的位置坐标 x_0。

(3) 调节升降旋钮 P，使金属丝框缓缓上升，同时调节 S 使液面逐渐下降，并保持"三线对齐"。当水膜刚被拉断时，记下游标所示的位置坐标 x。

(4) 重复上述步骤 6 次，求出弹簧的伸长量 $(x - x_0)$ 和平均伸长量 $\overline{(x - x_0)}$，于是有 $F - mg = \overline{k} \cdot \overline{(x - x_0)}$。

(5) 记录室温，并用游标卡尺测量金属丝框的宽度 L，测量 6 次，将数据记录于表 1-7-2。

(6) 根据式(1-7-3)算出液体的表面张力系数的平均值 $\overline{\alpha}$，并计算出其平均绝对误差 $\sigma_{\overline{\alpha}}$，写出测量结果。

【数据记录与处理】

表 1-7-1　测量弹簧劲度系数（$\Delta m =$ ＿＿＿＿＿g）

i	m_i / g	x_i / cm	i	m_i / g	x_i / cm	$(x_{i+5} - x_i) / cm$	$\overline{(x_{i+5} - x_i)} / cm$
0			5				
1			6				
2			7				
3			8				
4			9				

$\overline{k} =$ ＿＿＿＿＿ $N \cdot m^{-1}$。

表 1-7-2　测量水的表面张力系数（$t =$ ＿＿＿ ℃）

次数	x_0 / cm	x / cm	$(x - x_0) / cm$	$\overline{(x - x_0)} / cm$	L / cm	L / cm
1						
2						
3						
4						
5						
6						

$\overline{\alpha} =$ ＿＿＿＿ $N \cdot m^{-1}$，　$\sigma_{\overline{\alpha}} =$ ＿＿＿＿＿ $N \cdot m^{-1}$，　$\alpha = \overline{\alpha} \pm \sigma_{\overline{\alpha}} =$ ＿＿＿＿＿＿＿ $N \cdot m^{-1}$。

【注意事项】

(1) 金属丝框、玻璃皿和玻璃皿中的蒸馏水必须保持清洁，避免杂质混入影响测量结果，请勿用手触摸。

(2) 不要使锥型弹簧的负载超过规定值(由实验室给出)，以免弹簧变形损坏。

【思考题】

(1) 测金属丝框的宽度 L 时，应测它的内宽还是外宽？为什么？

(2) 若中空立管不垂直，对测量有何影响？试做定量分析。

(3) 如何避免人为造成的误差。

(4) 试用作图法得出焦利弹簧秤的劲度系数，将结果与逐差法的结果进行比较。

实验八 心电图机的使用

【实验目的】

(1) 了解心电图描记原理。

(2) 了解常用数字式、模拟式心电图机的内部结构和工作原理。

(3) 掌握心电图机的使用方法和心电图的测量。

(4) 了解心电图机主要性能指标的意义，了解心电图几种干扰的排除方法。

【实验器材】

数字心电图机 ECG-11D 一台，各种故障心电图机。

【实验原理】

(一) 心电图

心电图(electrocardiogram)就是心脏在每个心动周期中，由起搏点、心房、心室相继兴奋，伴随着生物电的变化，通过心电图机从体表不同的两点或某点(对零电势点)引出多种形式的电势差，而形成的随时间变化的曲线图，英文缩写 ECG。心电图是心脏兴奋的发生、传播及恢复过程的客观指标。图 1-8-1 是一个正常人的典型心电图，有五个子波，分别命名为 P、Q、R、S、T 波，也可能还有一种幅值很小的 U 波；这些波的幅值、时间间隔都有一定的范围。图 1-8-1 横坐标表示时间，纵坐标表示电压，各波的幅值都在毫伏(mV)数量级。通

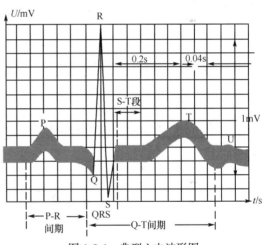

图 1-8-1　典型心电波形图

过对心电图的分析，可以了解心脏的生理和病理情况，为科学研究和心脏疾患提供有价值的资料；在进行一些重要手术时，还可以根据心电图的临床观测，指导手术的进行，提示药物的合理使用。

(二) 心电导联

心脏除极和复极过程中所产生的综合向量，使身体不同部位产生不同的电势，在体表任意两点安放电极，通过电极将体表电势引入心电图机，就可记录到心脏综合向量在体表所产生的不断随心动周期而变化着的电势差，这种用电极导入体表电势差或体表电势的线路连接方式称为心电导联。心电图机的导联电极在体表的安放位置必须规范化，使心电图机描记心电具有特异性，这样才有利于分析和诊断。临床上常用的导联有十二种：三个"标准肢体导联"(Ⅰ、Ⅱ、Ⅲ)、三个"加压单极肢体导联"(aVR、aVL、aVF)和六个"单极胸导联"(V1～V6)。

1. 标准肢体导联 标准肢体导联又称双极导联，它将连接于两个肢体的电极所引出的

电信号加到心电放大器的输入端，从而记录下两个肢体电极间的电势差。图 1-8-2 是三个标准肢体导联示意图，图中方框表示心电图机，方框中的字符表示导联名称，"+""−"表示心电放大器的正端、负端。如图中"标准肢体 I 导联"（简称"标准 I 导联"），记录的是连接于左、右臂的两电极间的电势差，并且左臂电极接心电放大器正极，右臂电极接心电放大器负极。

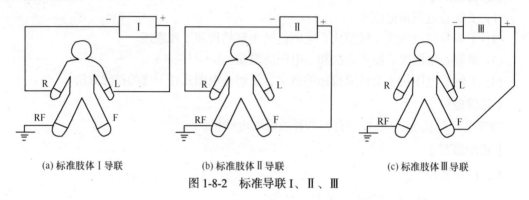

(a) 标准肢体 I 导联　　　　(b) 标准肢体 II 导联　　　　(c) 标准肢体 III 导联

图 1-8-2　标准导联 I、II、III

2. 加压单极肢体导联　将三个肢体电极各接一个等值大电阻 R，三个电阻的另一端接于一点，该点称为"中心电端"。当 R 很大时，中心电端的电势变化甚微且接近于零，临床上以该点作为"体外零电势点"。如将心电放大器的负极接中心电端，心电放大器的正极连接各肢体电极，记录的是肢体电极相对于中心电端的电势差，这种导联称为"单极肢体导联"。这种连接方式所得电压较小，如果将电路略加改变，变成如图 1-8-3 所示的连接方式，可使电压波幅增大 50% 而不影响波形，称为"加压单极肢体导联"，分别用 aVR、aVL、aVF 表示。

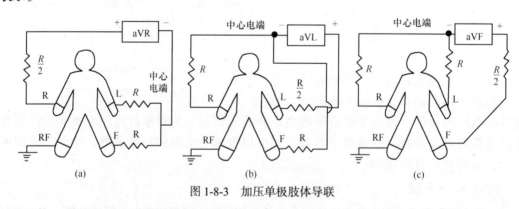

(a)　　　　　　　(b)　　　　　　　(c)

图 1-8-3　加压单极肢体导联

3. 单极胸导联　心电图机一般有十个电极，其中四个是肢体电极，分别接于四肢(左臂接黄色电极、右臂接红色电极、左腿接绿色电极、右腿接黑色电极，黑色电极与机壳和地相通)；六个胸电极，分别接于胸部的六个特定点。若将某个胸电极接心电放大器正极，中心电端接心电放大器负极，记录的是相应胸部处的电势与零电势点之间的电势差，这样电极连接方式叫单极胸导联，共六个胸导联 V1～V6。胸导联电极的安放位置如图 1-8-4 所示。

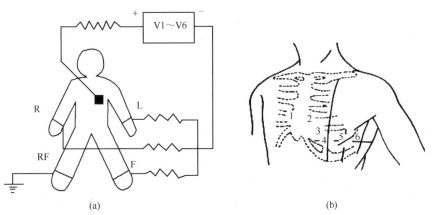

图 1-8-4　单极胸导联及六个胸电极的安放位置

1. 胸骨右缘第四肋间；2. 胸骨左缘第四肋间；3. 为2～4的中点；4. 左锁骨中线与第五肋间交点；5. 为4水平与左腋前线交点；6. 为4水平与左腋中线交点

(三) 心电图机的结构及工作原理

心电图机又称心电描记器，是临床诊断心脏病的重要电子仪器，它能将微弱的心电信号取出并加以放大，然后记录在心电图纸上，或将放大后的信号输出显示在液晶屏、示波器、电脑上。心电信号十分微弱，各种导联采集的信号最高仅数个毫伏，要把这种微弱的电信号记录下来，一般需要放大近万倍；另一方面，心电波是由数秒一个周期至每秒近百个周期的各种频率组成的复合波，放大这种频率极低的信号要用性能优良的直流放大器。所以，心电图机实质上是一个高灵敏度的直流放大器和记录装置。

1. 心电图机的分类　按信号处理功能分，心电图机可分为图形描记普通式心电图机(即模拟式心电图机)和图形描记与分析诊断功能心电图机(也称数字式智能化心电图机)。模拟式心电图机只是一台记录仪，将人体心电信号转化为可读的固定格式的机械位移信号，据此测量电压与时间的关系，其描记元件即记录器一般是位置反馈记录器。数字式心电图机是采用了数字信号处理技术的具有心电记录和显示功能的装置，其记录器采用热敏式或点阵式打印机。

按一次(同时)可记录的信号导联数来分，心电图机可分为单道(单通道)及多道式(多通道，如3道、6道、12道)。单道心电图机的心电信号放大通道只有一路，各导联的心电波形要逐个描记，它不能反映同一时刻各导联心电信号的变化。多道心电图机的放大通道有多路，如6道心电图机就有6路放大器，可同时反映某一时刻6个导联心电信号的变化情况。

2. 模拟式心电图机

(1) 电路组成：电路原理方框图如图1-8-5所示。模拟心电图机电路主要由输入电路、心电放大电路、心电记录器、电动机走纸电路和电源电路等部分组成。

各部分电路作用如下：

1) 输入电路：输入电路由电极、导联线、滤波保护电路、导联选择器等部分组成。其作用是减少干扰、选择导联，将人体各部分信号引到前置放大器。

2) 心电放大电路：这是心电图机的核心。其作用是将心电信号放大到能够推动记录器工作。它由前置放大器、电压放大器和功率放大器及其附属电路组成。

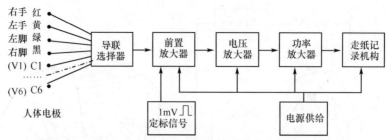

图 1-8-5 模拟心电图机原理结构方框图

3) 心电记录器：心电记录器的作用是把心电信号转换成机械运动的装置。现在常用的心电记录器是直接描记动圈式记录器。记录器由记录器表头、描笔等组成。放大后的心电信号，加到心电记录器的线圈上，驱动记录器的转轴转动。转轴的转角随心电信号的大小而变化，在转轴上固定着记录笔，笔也随之偏转，从而在记录纸上描出随时间变化的心电图曲线。

4) 电动机走纸电路：它的作用是使记录纸按要求随时间做"匀速"运动，使记录下来的心电波形的时间呈线性。走纸电路包括走纸传动装置(通常是一个微型电动机)、走纸控制电路和走纸机构三部分。心电图机的走纸速度一般有 25mm/s 和 50mm/s 两种，可以通过电路切换来实现。

5) 电源电路：心电图机的电源多为交、直两种供电方式。交流采用 220V 市电供电，直流采用干电池或蓄电池供电。除了普通供电电路外，电源电路还有充电及充电保护电路，蓄电池过放电保护电路，优先使用交流供电电路，在交流供电中止时自动转换为蓄电池供电的电路，电池、充电及电池电压指示电路等特殊电路。

(2) 工作原理：心电图机输入信号通过与人体体表连接的十个电极导联线引入，十个人体电极分别连接于体表的十个特定部位，导联线接入导联选择器，通过选择器可以得到常用的 12 种导联方式，将采集到的心电信号送入前置放大器，再经一系列放大后驱动记录器的描记笔描记。所描记心电图的纵坐标的标尺可以通过"1mV 定标信号源"给出的标准信号进行校准。走纸机械的任务是适时驱动走纸马达，使记录纸带匀速移动，以便在记录纸带上获得准确的时间坐标。电源供给向整机各部分提供所需的电源。

3. 数字式心电图机 各种数字心电图机的电路组成和工作原理基本相同，以东江 ECG-11D 数字心电图机为例。

(1) 电路组成：东江 ECG-11D 数字式心电图机电路主要由电源、输入放大电路和控制电路三大部分组成。电路原理方框图如图 1-8-6 和图 1-8-7 所示。

(2) 工作原理：通过导联电极从人体取出的毫伏级微弱电信号，经过放大单元线性放大成伏特级电信号，再经 A/D(模拟/数字)变换后送入控制单元的 CPU(也叫微控制器)，经过 CPU 的处理后信号送入记录器，记录器中的热敏记录头是一种热敏记录部件，每毫米集成有 8 个发热元件，在 56mm 的记录宽度内共有 448 个。精确设计控制单元的控制程序，使步进电机驱动记录纸以恒定的速度向左运动的同时，控制这些发热元件的发热，即可在记录纸上记录下任意的波形和文字。此外，控制单元还处理按键、显示器(也可显示心电图)、实时时钟等。

电源单元给其单元供电，具有交/直流两种工作方式，能优先选择交流供电，并能给内置电池安全充电。

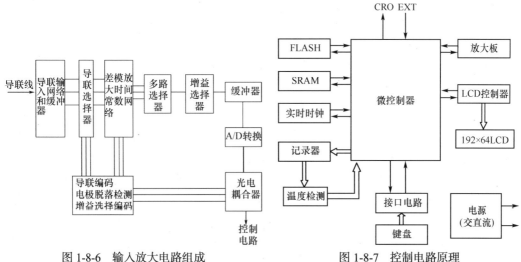

图 1-8-6 输入放大电路组成　　　　图 1-8-7 控制电路原理

【仪器介绍】

下面对东江 ECG-11D 数字式心电图机作简单介绍。

(一) 机器各部分名称及功能介绍

图 1-8-8 是东江 EGG-11D 数字式心电图机正面图。

1. 主机正面(图 1-8-8)

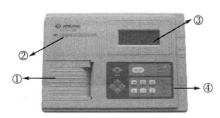

图 1-8-8 主机正面

①记录器：安装记录纸，打印清晰心电波形及文字；②危险警告标志：危险——在易燃、麻醉气体环境下使用有可能爆炸；③显示屏；④控制区

显示屏信息见图 1-8-9。

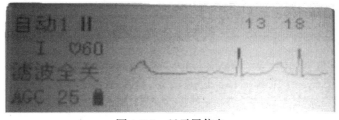

图 1-8-9 显示屏信息

第一行：工作模式(自动 1、自动 2、 自动 3、自动 4、自动 5 和手动六种模式)，缺纸(或纸未装好)、走纸(◄)不走纸(‖)；第二行：导联码、心率、封闭、溢出；第三行：滤波器状态；第四行：灵敏度(1/2，1，2 和 AGC)走纸速度(25mm/s，50mm/s)电池容量标志

2. 控制面板及按键说明　图 1-8-10 是东江 ECG-11D 数字式心电图机的操作键盘控制

面板。

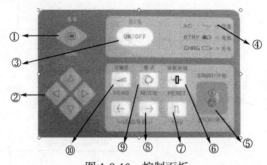

图 1-8-10 控制面板

①菜单键；②选择键；③软开关；④交流指示灯；⑤走纸键；⑥封闭键；⑦定标键；⑧导联选择；⑨模式转换；⑩灵敏度

①菜单设置键(MENU 键)：用于进入状态设置菜单进行整机的状态设定，停止记录时该键有效，记录时无效。

②菜单选择键(MENU SELECT 键)："▼"向下移动菜单项，"▲"向上移动菜单项，"◀"改小设定值，"▶"改大设定值。

③开机/待机键(ON/OFF 键)：当仪器已通电时，该键可使仪器在开机和待机两种状态之间循环切换。

④工作状态指示灯(AC，BTRY，CHRG)：AC 灯亮表示机器处于交流供电工作状态。BTRY 灯亮表示机器处于直流供电工作状态。

CHRG 灯闪烁表示机内电池正在充电，CHRG 灯由闪烁变成恒亮，表示电池已基本充满。

⑤记录/停止记录键 START/STOP 键)用于开始记录或停止记录波形。

⑥导联封闭键(RESET 键)：用于记录状态下封闭导联。

基线封闭：在记录状态下，RESET 键可用于封闭导联。导联封闭之后，其相应的描记波形为一条直线。实际作心电图时，有时由于漂移的影响，基线不稳定，按该键可使基线快速回零。基线封闭之后，须再按一次该键才能解除封闭。导联处于封闭时，液晶显示屏在相应的符号"封闭"显示。

⑦定标键(1mV 键)：用于记录状态下打印 1mV 定标波形，即导联记录过程中按定标键自动插入 1mV 定标波。

⑧导联选择键(LEAD 键)："→"表示向右转换导联，各种记录模式下导联转换的顺序如下：

自动 1 和 MANUAL(标准模式)： Ⅰ → Ⅱ → Ⅲ →aVR→aVL→aVF→V1→V2→V3→V4→V5→V6。

自动 2(欧洲导联)：aVL→ Ⅰ →aVR→ Ⅱ →aVF→ Ⅲ →V1→V2→V3→V4→V5→V6。

自动 3(三导模式)： Ⅰ →aVR→V1→V4→ Ⅱ →aVL→V2→V5→ Ⅲ →aVF→V3→V6。

自动 4：标准导联 + 节律导联。

标准导联顺序按自动 1 模式，节律导联(RHYTHM)在菜单中设置。

"←"表示向左转换导联。导联转换的顺序与"→"相反。

⑨记录模式设置键(MODE 键)：用于记录模式之间循环切换，也就是使记录模式在自动 1，自动 2，自动 3，自动 4 和手动之间循环切换，停止记录时该键有效。

⑩灵敏度转换键(SENS 键)：灵敏度是表征心电图心电放大器放大倍数的指标，常用的

定义是：输入 1mV 电压时，描记笔将偏转多少毫米，用"mm/mV"表示。

SENS 键用于记录模式为手动时的灵敏度转换，其他记录模式下无效。其转换顺序是：1→2→1/2→1 循环，其中 1 代表 10mm/mV，2 代表 20mm/mV，1/2 代表 5mm/mV。

3. 侧面图 图 1-8-11 是东江 ECG-11D 数字式心电图机的侧面。

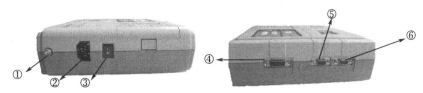

图 1-8-11 侧面图

①接地端子；②电源插头；③主电源开关；④导联插座；⑤外接输入、输出插座；⑥RS232 接口

①接地端子：与其他机器一起使用时，用接地线与其他机器的共用地线相连接。

②电源插座：与电源线相连接。不连接时，可使机器与网电源各极完全断开。

③主电源开关：进行直流或交流电源的开/关。但开关关闭交流电源时，不能使机器与网电源各极都断开。

④导联插座：与导联线相接。

⑤外接输入、输出插座。

→○ 可输入和描记脉波、心音等外接信号。

○→可将心电信号输出到示波器或其他仪器(即使操作处于准备时也有被选择导联的心电信号输出)。

⑥RS232 接口(根据用户要求生产、预留)。

4. 心电图机附件 图 1-8-12 展示了东江 ECG-11D 数字式心电图机的一些附件。

(二) 操作说明

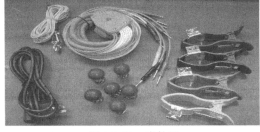

图 1-8-12 附件图

1. ECG-11D 装纸方法 如图 1-8-13 所示，使用内置式纸仓时，请按动纸仓开关，将纸仓打开，取出装纸轴，正确装上热敏记录纸，并将记录有网格的一面对准打印头方向，将纸仓盖牢，按下走纸键看运行是否正常。

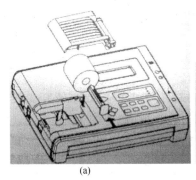
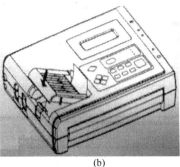

(a)　　　　　　　　　　(b)

图 1-8-13 装纸示意图

2. 导联电极连接图 图 1-8-14 展示了导联电极连接。注意：肢体导联的金属电极要接肢体的内侧。

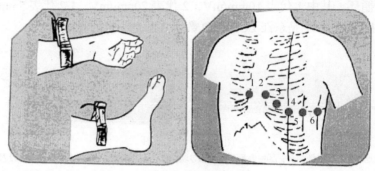

图 1-8-14 电极连接示意图

3. 作图操作步骤说明

(1) 自动记录方式作图操作步骤

1) 开机：把左侧主电源开关打在"⊙"位置，然后按面板"ON/OFF"键，液晶显示屏显示整机工作状态。

2) 逐一按"MODE"键，选择自动记录模式，液晶显示屏有相应的"自动1、自动2、自动3或自动4"字样显示(自动4的节律导联在菜单中选择)。

3) 按"START/STOP"键开始描记，描记完后自动停止。

4) 自动作图中，若需延长某导联记录时间，可按住"模式"键，直到不需记录为止。

5) 关机按"ON/OFF"键，液晶显示屏上信息消失后，把左侧主电源开关置"0"位置。

(2) 手动记录方式作图操作步骤

1) 开机后按"MODE"键，使液晶显示为"手动"字样，即选择了手动记录模式。

2) 按"LEAD"键，进行导联切换，选择希望开始记录的导联。

3) 按"START/STOP"键开始描记。

4) 描记过程中，按"LEAD"键切换导联。

5) 中断描记时按"START/STOP"键，停止走纸。

6) 关机。

(3) 状态设置菜单的状态设置：状态设置菜单保存着整机的各种状态，其内容共 15 项，首尾相接，连续循环，参见实际液晶显示器界面。其中缺省值为机器出厂时预先设定的状态，用户可根据需要通过面板按键重新设定。如需要恢复出厂设定状态，则选择"缺省设置"菜单进行恢复即可。

(三) 心电图有交流干扰、肌电干扰和基线不稳的排除方法

心电图机的性能好坏常以其性能指标来衡量，其中交流噪声干扰、肌电噪声干扰是否小和基线是否稳定是较重要的指标。

1. 交流干扰 现象：在心电图上出现有一定幅度和规律的 50Hz 正弦波的重叠，心电图基线上出现明显的抖动，如图 1-8-15 所示。

如要排除问题，一般按下面步骤检查：

(1) 心电图机是否可靠接地?

(2) 电极或导联线是否正确连接?

(3) 电极与皮肤是否涂足了导电膏?

(4) 金属床是否可靠接地?

(5) 病人是否碰到墙或病床的金属部分?

25mm/s 10mm/mV

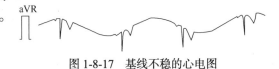

图 1-8-15 交流干扰的心电图

(6) 其他人是否碰到病人?

(7) 附近是否有功率较大的电器设备在工作? 如 X 射线机或超声波仪器等。

(8) 病人身上是否戴有玻璃或宝石之类的首饰?

经过上述措施后若不能清除干扰,请使用交流干扰滤波器,此时记录波形会略有衰减。

2. 肌电干扰(EMG) 现象:图形上有不规则抖动而无基线变化,如图 1-8-16 所示。

如要排除问题,一般按下面步骤检查:

(1) 房间是否舒适?

(2) 病人身体是否紧张?

(3) 是否床位狭小?

25mm/s 10mm/mV

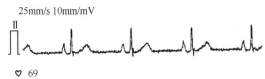

图 1-8-16 肌电干扰的心电图

(4) 记录过程中是否与患者交谈?

(5) 四肢上电极夹子是否过紧?

经过上述措施后仍不能清除干扰时,请使用肌电滤波器,此时记录波形会略有衰减。

3. 基线不稳 现象:图形不是平直直线而是有一定上下移动的曲线,如图 1-8-17 所示。

如要排除问题,一般按下面步骤检查:

(1) 电极的安装是否不稳定?

(2) 导联线与电极的连接是否可靠?

(3) 电极和病人皮肤是否清洁?

(4) 电极和皮肤是否涂足了导电膏?

(5) 是否因为病人身体的移动或呼吸?

(6) 是否将已使用过的旧电极与新的电极混在一起使用?

经过上述检查后仍不能清除时,可加基线漂移自动调节功能——交流漂移滤波器。

【实验内容与步骤】

1. 教师解剖不同型号的几台故障心电图机,并分析讲解,了解各种机型的内部结构

(1) 解剖东江 ECG-6511 模拟式心电图机见图 1-8-18。

(2) 解剖东江 ECG-6951 数字式心电图机,见图 1-8-19。

(3) 解剖东江 ECG-11D 数字式心电图机,见图 1-8-20。

2. 数字式心电图机 ECG-11D 的使用

(1) 熟悉心电图机各个控制键和插座的位置、作用和使用方法。

(2) 开启心电图机,预热。

(3) 通过菜单键和组合键设置测试参数。

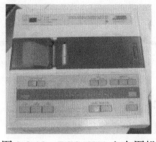 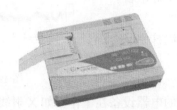 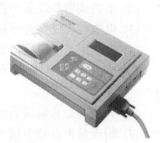

图 1-8-18 ECG-6511 心电图机　　图 1-8-19 ECG-6951 心电图机　　图 1-8-20 ECG-11D 心电图机

(4) 按下记录模式设置键(MODE 键)，选择手动(MANUAL)记录方式。

(5) 按下导联选择键(LEAD 键的←或→)，选择一种肢体导联实验进行测试。

由于测试不方便，不做胸导联测试，只做"标准肢体导联"和"加压单极肢体导联"测试，即只做 6 个肢体导联的实验测试。

学生做实验时，主试者应将受检同学的四肢电极安放部位(肢体的内侧)擦干净，涂上导电膏或导电液，然后安放好电极。为节约成本，往往在电极上和安放部位的皮肤上涂上水。由于没有床，受检同学可以安静坐好，进行心电图测试。

(6) 按下灵敏度按键，选择恰当的灵敏度，保证心电图曲线幅度足够。

(7) 从心电图机液晶屏上观察心电图，待心电图波形稳定、平滑后，按下打印开始键 START，开始打印心电图；当打印完一个肢体导联波形内容后，再按一下 STOP 便停止打印。实验课后，将心电图纸带贴于下框图中。

纸带粘贴处

(8) 从心电图纸带或心电图机的液晶屏上观察心电图，看是否有交流干扰、肌电干扰和基线不稳等现象，分析各项性能指标是否符合要求。

【注意事项】

(1) 连接交流电源时，请关闭心电图机的电源开关，然后按上交流电源，再打开电源开关，按下开机键，屏幕上就会显示开机信息。

(2) 连接地线，可加强本机的可靠性和稳定性。

(3) 如您有外部设备，可从外按输入，如描记脉搏、心音等外接信号。示波器插口可将心电信号输出到示波器或其他仪器(即使操作处于准备时也有被选择导联的心电信号输出)。

(4) 必须按照要求连接好导联线和肢夹、吸球，仔细检查各接口是否接触良好。条件允许时，应在受试者的电极连接部位涂上导电膏或用 75%的乙醇溶液清洗干净。在保持湿润的情况下正常连接。为防止腐蚀电极，禁止使用生理盐水代替。

(5) 实验过程中，若受检者有触电感，主试者要立即关闭交流电源，报告指导教师处理。

(6) 心电图使用完毕后，及时切断电源，并整理好导联线。

【思考题】

(1) 什么叫心电图和心电图机？

(2) 什么叫心电图导联？心电图机的导联电极在体表的安放位置必须规范化，使心电图机描记的心电图具有特异性，才有利于分析和诊断，请问临床上常用的导联有多少种？怎样安放电极？

(3) 模拟式和数字式心电图机在外观上有什么区别？

(4) 根据教师对心电图机的实际解剖讲解，试问东江 ECG-6511、ECG-6951 和 ECG-11D 心电图机的内部电路分别由哪儿部分组成？

(5) 如果心电图出现了交流干扰、肌电干扰和基线不稳，图形上有什么表现？

(6) 根据实验记录的纸带心电图波形，分析以下技术要点：

1) 基线是否稳定？若不稳定，试分析原因。

2) 是否有交流干扰？若有，试分析原因。

3) 是否有肌电干扰？若有，试分析原因。

4) 实验纸带心电图中的灵敏度是多少？

5) 实验纸带心电图中的走纸速度是多少？

实验九 数字万用表的使用

【实验目的】

(1) 理解数字万用表的工作原理。

(2) 掌握数字万用表的主要功能和使用方法。

(3) 学会测电阻、电容、二极管等元件。

(4) 学会测交、直流电压和电流。

(5) 验证基尔霍夫电压定律。

【实验器材】

UT52 数字万用表一块，SDG1000 信号发生器一台，DICE-A9 模拟电路实验箱一台。

【实验原理】

(一) 数字万用表基本原理

万用表是一种多用途电学测量仪表。普通万用表既可测交直流电流、电压，也可测电阻，是集电流表、电压表、欧姆表于一身的测量仪表。部分万用表还附加了通断测试和检测晶体二极管、三极管、电容、电感、交流电平、温度等功能。万用表主要分为指针式万用表和数字式万用表两种。目前，数字式万用表基本取代指针式万用表，因此，本实验内容是数字万用表的使用。

数字万用表是以数字形式把测量结果直接显示出来的，对于任何测量结果都无需处理，直接读得。图 1-9-1 为数字万用表的基本原理方框图。

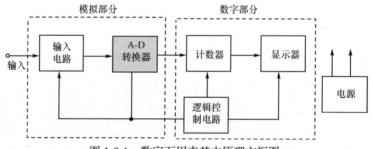

图 1-9-1　数字万用表基本原理方框图

数字万用表内部主要包括输入电路(如直流电压变换器)、模/数转换器(A/D 转换器)、计数器、显示器和逻辑控制电路等部件。输入电路的作用是把被测量(如电流、电阻等)变换为电压；模/数转换器(A/D 转换)则把电压转换为数字量；计数器可对数字量进行运算，再把结果经过译码系统送往显示器进行数字显示；逻辑控制电路主要对整机进行控制及协调各部件的工作，并能使其自动重复进行测量。数字式万用表主要靠这些部件来完成对电流、电压、电阻等模拟量和电学量的测量与数字显示。

(二) 基尔霍夫回路电压定律

基尔霍夫定律是电路基本定律，有第一定律即节点电流定律和第二定律即回路电压定律。

基尔霍夫电流定律：对电路中任意节点，流入、流出该节点的代数和为零，即 $\sum I=0$。

基尔霍夫电压定律：电路中任意闭合回路，电压降(或者升)的代数和为零，即 $\sum U=0$。

本实验只验证回路电压定律的正确性。

【仪器介绍】

数字万用表型号较多，但使用方法大同小异，以 UT52 型为例介绍数字万用表的使用。

(一) UT52 数字万用表组成

如图 1-9-2 所示，整个电路由 3 大部分组成：①由双积分 A/D 转换器和三位半 LCD 显示屏组成的 200mV 直流数字电压表构成基本测量显示部件(相当于指针式万用表的表头)；②由分压器、电流/电压变换器、交/直流变换器、电阻/电压变换器、电容/电压变换器、晶体管电流放大倍数 h_{FE} 测量电路等组成的量程扩展电路，以构成多量程的数字万用表；③由波段开关构成的测量选择电路。

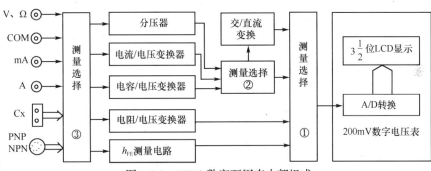

图 1-9-2 UT52 数字万用表内部组成

(二) UT52 万用表前面板功能说明

图 1-9-3 是 UT52 数字万用表前面板示意图；上部分为读数面板(即显示屏)，下部分是电源开关、待测参数类型及量程选择旋钮、表笔插孔(黑表笔接 "COM" 位；对于红表笔，有 3 个对应的插孔，根据不同的测量需要分别插接)。

1. 读数面板 数字万用表的读数面板就是显示屏，既可显示测量的类型、单位，还可显示所测得的数值，任何测量结果都直接从屏上读出，非常方便、直观。

2. 类型和量程选择旋钮 电阻类有 200Ω、2kΩ、20kΩ、200kΩ、2MΩ、200MΩ、电路通断测试及二极管极性测量，共 8 挡。

交流电压有 200mV、2V、20V、200V、750V，共 5 挡。频率响应 40～400Hz。

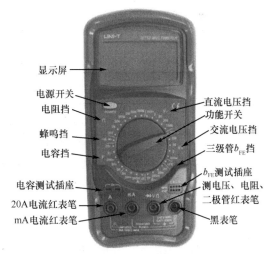

图 1-9-3 UT52 万用表前面板示意图

直流电流有 2mA、20mA、200mA、20A，共 4 挡。

交流电流有 2mA、20mA、200mA、20A，共 4 挡。频率响应 40～400Hz。

电容有 2nF、20nF、200nF、2μF、20μF，共 5 挡。

以上各挡均是量程，即最大可测试值。一般来说，按被测试值接近于量程来选挡，误差较小。

三极管有放大倍数测试挡 h_{FE}。

3. 表笔插孔 表笔插孔有 4 个。标有 COM 字样的为公共插孔，通常插入黑表笔。标有 "▸⊢VΩ" 字样的插孔应插入红表笔，用以测量电阻值、交/直流电压值和判断通断及二极管好坏。测量交直流电流有两个插孔，分别为 mA 和 20A，供不同量程选用，也插入红表笔。

(三) UT52 万用表的使用方法

1. 直流电压测量

(1) 将黑色笔插入 "COM" 插孔，红表笔插入 "▸⊢VΩ" 插孔。

(2) 将功能开关置于 "V~" 量程范围，并将测试表笔并接到待测电源或负载上，红表笔所接端子的极性将同时显示。

注意：如果不知被测电压范围。将功能开关置于最大量程并逐渐下调。

如果显示器只显示 "1"，表示超过量程，功能开关应置于更高量程。

"△" 表示不要输入高于 1000V 的电压，显示更高的电压是可能的，但有损坏内部线路的可能。

当测量高电压时要格外注意避免触电。

2. 交流电压测量

(1) 将黑表笔插入 "COM" 插孔，红表笔插入 "▸⊢VΩ" 插孔。

(2) 将功能开关置于 "V~" 量程范围，并将测试表笔并接到待测电源或负载上。

注意：参看直流电压 "注意"。

"△" 表示不要输入高于 750V 有效值的电压，显示更高的电压值是可能的，但是有损坏内部线路的危险。

3. 直流电流测量

(1) 将黑表笔插入 "COM" 插孔，当测量最大值为 200mA 以下的电流时，红表笔插入 "mA" 插孔。当测量最大值为 20A 的电流时，红表笔插入 "A" 插孔。

(2) 将功能开关置 "A~" 量程，并将测试表笔串联接入待测负载回路里，电流值显示的同时，将显示红表笔的极性。

注意：如果使用前不知道被测电流范围，将功能开关置于最大的量程并逐渐下调。

如果显示器只显示 "1"，表示过量程，功能开关应置于更高量程。

"△" 表示最大输入电流为 200mA，过量的电流将烧坏保险丝，应即时更换，20A 量程无保险丝保护。

4. 交流电流的测量

(1) 将黑表笔插入 "COM" 插孔，当测量最大值为 200mA 以下的电流时，红表笔插入 "mA" 插孔。当测量最大值为 20A 的电流时，红表笔插入 "A" 插孔。

(2) 将功能开关置于 "A~" 量程，并将测试表笔串联接入待测负载回路里。

注意：参看直流电流测量 "注意"。

5. 电阻测量

(1) 将黑表笔插入 "COM" 插孔，红表笔插入 "►├VΩ" 插孔。

(2) 将功能开关置于 "Ω" 量程，并将测试表笔接到待测电阻两端。

注意：如果被测电阻超出所选择量程的最大值，将显示过量程 "1"，应选择更高的量程，对于大于 1MΩ 或更高的电阻，要几秒钟后读数才能稳定，对于高阻值读数这是正常的。

当无输入时，如开路情况，仪表显示为 "1"。

当检查线路电阻时，被测线路必须将所有电源断开，电容电荷放尽。

200MΩ 短路时有 10 个字，测量时应从读数中减去，如测 100MΩ 电阻时，显示为 101.0，10 个字应被减去。

6. 电容测量　连接待测电容之前，注意每次转换量程时复零需要时间，有漂移读数存在不会影响测试精度。

注意：仪器本身虽然对电容挡设置了保护，但仍须将待测电容先放电然后进行测试，以防损坏本表或引起测量误差。

测量电容时，将电容插入电容测试座中。

测量大电容时稳定读数需要一定的时间。

单位：$1pF = 10^{-6}\mu F$，$1nF = 10^{-3}\mu F$。

7. 二极管测试及蜂鸣通断测试

(1) 将黑表笔插入 "COM" 插孔，红表笔插入 "►├VΩ" 插孔(红表笔极性为 "+")，将功能开关置于 "»)►├" 挡，并将表笔连接到待测二极管上两端，读数为二极管正向压降的近似值，单位为毫伏 mV；如果二极管接反了，显示 1。

(2) 将表笔连接到待测线路的两端，如果两端之间电阻值低于约 70Ω，内置蜂鸣器发声。

8. 晶体管电流放大倍数 h_{FE} 测试

(1) 将功能开关置于 "h_{FE}" 量程。

(2) 确定晶体管是 NPN 或 PNP 管，将基极、发射极和集电极分别插入面板上相应插孔。

(3) 显示器上将显示 h_{FE} 的近似值，测试条件：$I_b \approx 10\mu A$，$V_{CE} \approx 2.8V$。

【实验内容与步骤】

(一) 用数字万用表检测元器件

针对 DICE-A9 模拟实验箱(布局见第二篇医用电子学实验中的实验一)的分立放大电路模块中的元器件进行检测。

1. 电阻测量　正确选择量程，测量放大电路实验板上电阻 $1R_1$、$1R_2$、$1R_3$、$1R_4$、$1R_5$、$1R_6$ 和电位器 R_{P1} 的阻值，并填入表 1-9-1。

2. 电容检测　正确选择量程，测量给定电容 C_1、C_2、C_3 的电容量，并填入表 1-9-1。

3. 二极管检测　选取模拟实验箱中集成运放电路模块的二极管 $3D_1$，正确选取挡位，检测二极管好坏，并填入表 1-9-1。

4. 通断检测　正确选取挡位，检测模拟实验箱各个 GND 之间是否短路连通，将检测情况填入表 1-9-1。

表 1-9-1　电阻、电容、二极管及通断的检测

序号	项目	选取挡位或量程	标称值	测量值
1	测量 1R_1			
	测量 1R_2			
	测量 1R_3			
	测量 1R_4			
	测量 1R_5			
	测量 1R_6			
	测量 R_{P1} 两端			
2	检测电容 C_1			
	检测电容 C_2			
	检测电容 C_4			
3	检测二极管 3D_1			
4	通断检测(GND 间)			

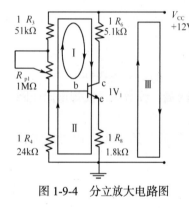

图 1-9-4　分立放大电路图

（二）用数字万用表测量电压和电流

　　针对 DICE-A9 模拟实验箱中的分立放大电路模块的直流工作电路做实验，电路如图 1-9-4 所示。按图连接好电路，调整电位器 R_{P1}，用万用表电压挡监测，使三极管 1V_1 的基极对地电位 V_b=1.9V(主要是保证有较好的放大状态)。进行直流电压测量。

　　1. 直流电压测量　正确选取直流电压挡位，测量模拟实验箱上输出的各种直流电源电压，将实测电压数据填入表 1-9-2 中。

表 1-9-2　直流电压测量值

名称	+5V	−12V	+12V	−5V～−12V	+5V～+27V
实测电压值或范围					

　　2. 直流电流测量　测量电流要将万用表串入被测支路中，要特别注意万用表的电流量程要大于被测电流，否则可能损坏万用表。由于安全原因和测量电流不太方便，实际电流的测试较少使用，故本实验不做直流电流测量。

　　3. 交流电压测量　正确选取交流电压挡位，测量模拟电路实验箱上电源变压器输出的交流电压大小，将实测值填入表 1-9-3。

表 1-9-3　交流电压测量值

序号	名称	电压挡位	有效值	最大值
1	电压变压器次级上、下两端之间交流电压			
2	电压变压器次级上端点与中间端点间交流电压			

　　与测量直流电流的原因一样，在实际电路中，一般很少测量交流电流。本实验不做交

流电流测量。

(三) 验证基尔霍夫电压定律

选定电路图 1-9-4 中Ⅰ、Ⅱ、Ⅲ三个闭合环路，并设定绕行参考方向，用这三个环路分别验证基尔霍夫电压定律。电源电压+12V 时，测量电压数据，填入表 1-9-4 中。

表 1-9-4　验证基尔霍夫电压定律电压数据表

回路 Ⅰ	被测量	V_{RP1}/V	V_{1R3}/V	V_{1R6}/V	V_{cb}/V		
	量程						
	测量值						
	电压之和$\sum U$						
	结论及分析						
回路 Ⅱ	被测量	V_{RP1}/V	V_{1R3}/V	V_{1R6}/V	V_{cc}/V	V_{1R8}/V	V_{1R4}/V
	量程						
	测量值						
	电压之和$\sum U$						
	结论及分析						
回路 Ⅲ	被测量	V_{1R6}/V	V_{ec}/V	V_{1R8}/V	+12V		
	量程						
	测量值						
	电压之和$\sum U$						
	结论及分析						

注意：参考方向和测试红笔、黑笔的接法。

【注意事项】

(1) 不要接高于 1000V 直流电压或高于 750V 交流有效值电压。

(2) 不允许在功能开关处于电流挡位、电阻挡 Ω 和蜂鸣挡⑴)▸|位置时，将表笔接入通电的电路中。

(3) 不允许在测试过程中切换功能开关。

(4) 不测量时，应随手关断电源。

(5) 改变量程时，表笔应与被测点断开。

(6) 测量电流时，切忌过载。

(7) 只有在测试表笔移开并切断电源以后，才能更换万用表的电池或保险丝。

【思考题】

(1) 用电流挡测量特别要注意哪些问题？

(2) 测量电压、电流时怎样选定挡位和量程？

(3) 用 UT52 数字万用表能否正确测量 10kHz 的交流信号电压？

(4) 通过实验验证基尔霍夫电压定律 KVL，结果正确吗？试分析产生误差的原因？

实验十　眼睛的屈光不正及物理矫正实验

【实验目的】

(1) 掌握透镜焦度的概念及测量方法。

(2) 掌握薄透镜成像规律，计算薄透镜的焦度。

(3) 模拟眼睛屈光不正光路，理解物理矫正原理。

【实验器材】

光具座及附件、光源、物屏、像屏；不同焦距的薄透镜共 5 片，规格分别为焦距 20cm、15cm、25cm、–15cm 和 60cm。

【实验原理】

人眼是接收外界信息的主要感官，俗话说"耳听为虚，眼见为实"，每天人们从外界接收的各种信息中 80% 以上是通过视觉获得的，而眼睛既能远望又可近观，能将远近不同的物体都清晰地成像在视网膜上，这得益于眼睛的自动调节功能，故从光学角度看，眼睛其实就是一个具有自动调节功能的光学系统。角膜、虹膜、晶状体、睫状肌玻璃体等共同组成眼睛这套光学系统。理论和实验都已证明，当发光体的光线经光学系统成像后，在近轴条件下，若物距为 s、像距为 s'、透镜的焦距为 f，则三者之间的关系满足高斯公式

$$\frac{1}{S} + \frac{1}{S'} = \frac{1}{f} \tag{1-10-1}$$

光焦度是指焦距的倒数，表示透镜的折光本领(发散或会聚)，单位为屈光度 D($1D=1m^{-1}$)，(凸透镜的透镜焦度是正数，凹透镜的透镜焦度是负数)当然这个单位可能大多数人都不熟悉，换度作单位，$1D=100$ 度，这个"度"便是我们常说的"度数"。

常见的屈光不正(常)眼有：近视眼、远视眼、青光眼、散光眼等。下面介绍近视眼和远视眼。

(一) 近视眼

在眼睛自由放松不做任何调节时，如果平行光入射会聚成像落在视网膜之前，即眼睛的会聚(屈光度高)能力加强，这种眼睛称为近视眼(图 1-10-1)。

究其原因，多数近视眼是眼轴(深度)过长，前后的距离较(屈光)正常眼过长引起的；还有少数近视眼是由角膜曲率变大或者晶状体对光线的折射能力过强引起的。前者为轴性近视，后者为屈光性近视。一般有两种矫正方法：配合适的凹透镜和激光削角膜使其半径变大(图 1-10-2)。

无论属于哪种近视眼，它们的近点与远点都近移，需要戴发散透镜(凹透镜)进行物理矫正，这种发散透镜称为近视镜。

(二) 远视眼

同理，如果眼睛在不做任何调节时，若平行光入射，会聚成像落在视网膜之后，即眼睛的会聚能力(屈光能力)减弱，则这种眼睛称为远视眼(图 1-10-3)。

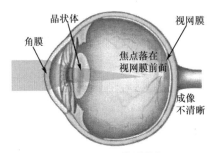

图 1-10-1　近视眼图

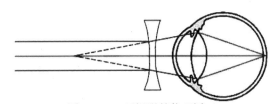

图 1-10-2　近视眼的物理矫正

多数远视眼是由眼球前后距离变小，即眼轴(深度)过短引起的；少数远视眼是由角膜和晶状体对光线的折射能力(屈光能力)过弱引起的。前者为轴性远视，后者为屈光性远视。

无论是属于哪种远视眼，它们的近点与远点都远移，需要戴会聚透镜进行物理矫正(图 1-10-4)，这种会聚透镜称为远视镜。

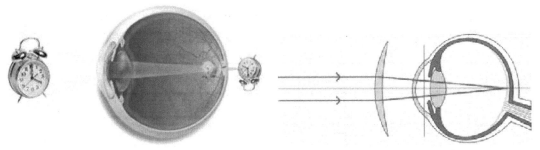

图 1-10-3　远视眼　　　　　　　　　　　　图 1-10-4　远视眼的物理矫正

本实验中利用透镜 A 作为眼睛，像屏作为视网膜来模拟眼睛的成像过程。通过前后移动像屏来模拟轴性近视和远视眼的屈光不正成像原理，利用透镜 B(焦距小于透镜 A)和透镜 C(焦距大于透镜 A)来模拟屈光性近视和远视眼的屈光不正成像原理，并用一块凹透镜 D 和一块凸透镜 E 分别模拟矫正眼睛屈光不正的近视镜和远视镜。最后通过高斯公式来求出矫正镜的焦距。

【实验内容与步骤】

(一) 共轴调节

透镜成像存在着像差，成像系统应尽量在近轴区域。为达到上述要求，应使各光学元件的主光轴重合，习惯上称同轴等高，即共轴。此外，成像系统中的各量，如物距、像距及透镜移动的距离等都是沿着主光轴计算长度的。长度是按光具座的刻度来读取的。为测量准确，透镜主光轴应与光具座导轨平行。共轴调节可分为粗调和细调两步。

首先粗调，将各光学元件置于光具座上，并靠拢排列。调节其高、低、左、右，使光源、物屏、透镜、像屏等的中心同高共线并平行于导轨。各元件所在的平面要相互平行且垂直于导轨轴线。

然后再细调，依靠成像规律来判断：将像屏、物屏置于光具座上，使其距离 l>4f。插入透镜并左右移动其位置，在屏上分别得到放大像和缩小像，调节各元件，使放大像与缩小像的中心重合。如果系统是由多个透镜等元件组成的，用这种方法使所有像的中心重合在一个位置，则达到了共轴要求。

(二) 各种成像过程

以下所有实验均在共轴条件下进行。

1. 模拟正常眼成像过程

(1) 用焦距为 20cm 的薄透镜 A 来模拟眼睛，放在物屏和像屏之间，调节光源、物屏、像屏及薄透镜共轴等高。

(2) 将物屏 P 和像屏 P′间的距离调整为 850mm，调节薄透镜 A 的位置，使像屏上呈现清晰的像，以模拟正常眼睛的成像过程。

2. 模拟近视眼成像过程

(1) 将像屏向后移动 50mm 模拟轴性近视眼成像过程，此时成像会变模糊。将焦距为 −15cm 薄透镜 D 用作模拟近视眼矫正镜片，置于物屏与薄透镜 A 之间，调节薄透镜 D 的位置，使像屏上所成的像清晰，记录物屏、薄透镜 A 及像屏(单次测量)的位置，多次测量(至少 3 次)，并记录下薄透镜 D 的位置。

(2) 利用高斯公式计算出薄透镜 D 的焦距。

(3) 还原正常眼睛的成像过程，将模拟正常眼的薄透镜 A 换下，换上模拟屈光性近视眼的焦距为 15cm 的薄透镜 B，此时成像会变模糊，将模拟近视眼矫正镜 D(焦距为−15cm)放在物屏与薄透镜 B 之间，调节薄透镜 D 的位置直至像屏上呈现稳定清晰的像，依次记下物屏、薄透镜 B 及像屏(单次测量)的位置，多次测量(至少 3 次)记录下薄透镜 D 的位置，将数据记入表 1-10-1 中。

(4) 利用高斯公式计算出薄透镜 D 的焦距。

3. 模拟远视眼成像过程

(1) 重新模拟正常眼的成像过长，再将像屏向前移动 3cm 模拟轴性远视眼成像过程，此时成像会变模糊。用焦距为 60cm 薄透镜 E 模拟远视眼矫正镜，置于物屏与薄透镜 A 之间，调节薄透镜 E 的位置，使像屏上所成的像清晰，依次记下物屏、薄透镜 A 及像屏(单次测量)的位置，多次测量(建议 5 次)，记录下薄透镜 E 的位置。

(2) 利用高斯公式计算出薄透镜 E 的焦距。

(3) 重复(1)，将薄透镜 A 换下，放上模拟屈光性远视眼的薄透镜 C(焦距为 25cm)，此时成像变模糊，将焦距为 60cm 薄透镜 E 放在物屏与薄透镜 C 之间模拟远视眼矫正镜，调节薄透镜 E 的位置，使像屏上所成的像清晰，记录下物屏、薄透镜 C 及像屏(单次测量)的位置，多次测量(建议 5 次)，记录下薄透镜 E 的位置，将数据记录于表 1-10-2。

(4) 利用高斯公式计算出薄透镜 E 的焦距。

【数据记录与处理】

表 1-10-1　模拟近视眼成像过程数据记录表(轴性近视和屈光性近视各画一个)

物屏位置 P=		薄透镜 A(B)位置=		像屏位置 P′=	
测量次数	1	2	3	4	5
薄透镜 D 位置/mm					

表 1-10-2　模拟远视眼成像过程数据记录表(轴性远视和屈光性远视各画一个)

物屏位置 P=		薄透镜 A(C)位置=		像屏位置 P'=	
测量次数	1	2	3	4	5
薄透镜 E 位置/mm					

【注意事项】

(1) 尽量避免用手直接触摸透镜表面，透镜轻拿轻放，严禁用任何物体划擦透镜。

(2) 安装透镜时一定要小心，确保透镜被牢固地安装在透镜夹上，切勿将透镜掉在地上。

(3) 透镜使用完毕后，用透镜纸将其包好，并按照实际焦距放回贴有焦距标签的塑料袋中，切勿乱放。

【思考题】

(1) 当晶状体调节不能放松时，会表现为近视眼还是远视眼一样的症状？为什么？

(2) 记录物屏与薄透镜 B 或 C 只需单次，而记录物屏薄透镜 D 或 E 却要多次测量，为什么？(其中 B 和 C 都是模拟屈光性近视眼)。

(3) 参照理论教材简述古氏平均眼和简约眼的特点及优缺点。

(4) 如果一个近视眼的远点距离在眼前 0.5m 处，欲使其能看清远方物体，问应该配多少度的何种眼镜？

实验十一 光栅衍射法测量光的波长

【实验目的】
(1) 熟悉分光计的结构和使用方法。
(2) 了解光栅的结构，观察光栅的衍射现象。
(3) 掌握用分光计、衍射光栅测定单色光波长的原理和计算方法。

【实验器材】
JJY1′型分光计一台，全息透射式光栅一个，平面反射镜一个，钠光灯一台。

【实验原理】
当复色光(如阳光)通过分光元件(如三棱镜或光栅)后，可被分解为许多单色光，这种现象称为光的色散。色散后的单色光按波长大小依次排列而成的图谱称为光谱。

(一) 光栅结构

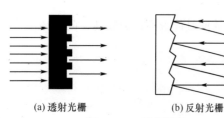

(a) 透射光栅   (b) 反射光栅

图 1-11-1 光栅结构

光栅和三棱镜一样，能对光进行色散，是重要的分光光学元件，已广泛应用于光栅光谱仪、光栅单色仪等光学仪器中。光栅是一组数目极多的等宽、等距和平行排列的狭缝，分为透射光栅和反射光栅两种。使用透射光工作的称为透射光栅，使用反射光工作的称为反射光栅，结构如图 1-11-1 所示。制造光栅主要有刻划光栅、复制光栅和全息光栅等形式。

本实验用的是平面透射光栅。描述光栅特征的物理量是光栅常数 d，其大小等于狭缝透光宽度 a 与狭缝间不透光部分的宽度 b 之和，即 $d=a+b$，习惯上用单位毫米里的狭缝数目 N 来描述光栅特性。光栅常数 d 与 N 的关系为：$d = \dfrac{1}{N}$(mm)。在实验中通常会给出光栅每毫米多少条狭缝，如每毫米500条或600条，则相应的光栅常数 d 为 $\dfrac{1}{500}$ mm 或 $\dfrac{1}{600}$ mm。

(二) 光栅衍射原理

光栅衍射原理如图 1-11-2 所示，用单色平行光线垂直投射到光栅上，再用凸透镜将透过光栅的平行光在观察屏上会聚成像。由于光栅上有许多狭缝，当平行光垂直照射到光栅上时，每个狭缝各自产生单缝衍射，形成明暗相间的衍射条纹，同时，所有狭缝发出的子波彼此干涉，产生多缝干涉现象，形成明暗相间的干涉条纹。所以，屏上任一点 P 的衍射图样是单缝衍射和多缝干涉总效果的体现。总之，光栅衍射图样是明暗相间的条纹。

按照光栅衍射理论，衍射光谱中明条纹的位置由下面光栅方程决定：

$$(a+b)\sin \phi_k = \pm k\lambda \quad 或 \quad d\sin \phi_k = \pm k\lambda \ (k=0，1，2，3，\cdots) \tag{1-11-1}$$

式中，$d=(a+b)$ 为光栅常数，λ 为入射光波长，k 为明条纹(光谱线)级数，ϕ_k 为 k 级明条纹的衍射角。

如果入射光不是单色光，则由式(1-11-1)可以看出，光的波长不同，其衍射角 ϕ_k 也各不相同，于是复色光将被分解。而在中央，即 $k=0$，$\phi_k=0$ 处，各种单色光仍重叠在一起，组成中央明条纹。在中央明条纹两侧，对称分布着 $k=1$，2 级光谱，各级光谱线都按波长大小的顺序依次排列成一组彩色谱线，这样就把复色光分解为单色光，如图 1-11-2 所示。

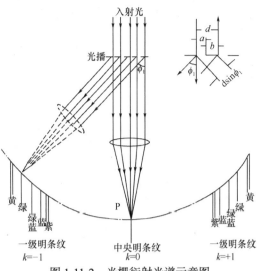

图 1-11-2　光栅衍射光谱示意图

(三) 分光计测量衍射角原理

将分光计上的望远镜调焦到无穷远，观察光栅衍射光线在无穷远处所成的像，并记下望远镜的两次相应位置绝对角度，从而计算出衍射角 ϕ_k。具体来说，如图 1-11-3 所示，调整望远镜，使其正对平行入射光，此时通过望远镜看到的条纹即为中央明纹 $k=0$，记下望远镜相应位置(实际上是中央明纹对应刻度盘、游标上的绝对位置角度)；然后左右移动望远镜，当看到第 k 级明纹时，再次记下望远镜位置(实际上是 k 级明纹对应刻度盘、游标上的绝对位置角度)，将两个绝对位置角度相减即可得到第 k 级明纹的衍射角 ϕ_k。

如果已知光栅常数 d，用分光计测出 k 级光谱中某一明条纹的衍射角 ϕ_k，按光栅方程 (1-11-1)即可算出该明条纹所对应单色光的波长 λ。

光栅不仅适用于可见光，还适用于红外和紫外光波，常用于光谱仪。

【仪器介绍】

分光计又称分光仪，是一种常用的光学仪器，实际上就是一种精密的测角仪。在几何光学实验中，主要用来测定棱镜角、衍射角等；而在物理光学实验中，加上分光元件(棱镜、光栅)即可作为分光仪器，用来观察光谱，测量光谱线的波长等。

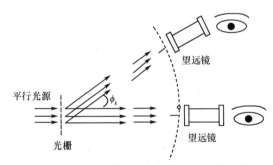

图 1-11-3　测定望远镜两个角位置即可测得衍射角 ϕ_k

(一) 分光计的结构

分光计主要由望远镜、平行光管、载物平台、读数装置(刻度圆盘)和底座等五部分组成，每部分均有特定的调节螺钉。JJY1'型分光计的结构外形如图 1-11-4 所示。

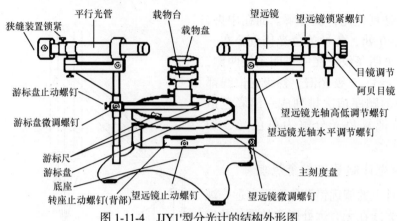

图 1-11-4 JJY1'型分光计的结构外形图

1. 望远镜 望远镜用来接收平行光，由目镜、物镜和分划板组成，其结构如图 1-11-5 所示。分光计带有阿贝式自准目镜，物镜是一消色差的复合正透镜。分划板位于目镜和物镜之间，板的下半部粘有一块 45°全反射小棱镜，板面上刻有准线(双十字线)，如图 1-11-5(a)所示。小棱镜紧贴分划板的面上镀有不透光的薄膜，并在薄膜上刻出一个透光的小"十"字。把分划板调整到目镜的焦平面上，则通过目镜就可以看到完全清晰的准线和下部的小"十"字窗。小"十"字窗与分划板上方的十字准线(称为调整用准线或上十字线)关于视场中心对称。

当照明小灯泡的光从望远镜筒下方射入后，经 45°小棱镜的反射，透过空心"十"字窗从物镜出射。若此时分划板又正好位于物镜的后焦面上(同时已位于目镜的前焦面)，望远镜出射平行光。在物镜前放一平面镜，经平面镜反射回来的平行光，再经过物镜又将聚焦在分划板平面上，形成空心"十"字的像(绿色)。这种物屏经过透镜和平面镜组合所成的像在物屏本身的方法，就叫做自准直。如果平面镜镜面与望远镜的光轴垂直，那么绿"十"字像将落在与空心"十"字对称的位置上，即分划板上方的准线交叉点处，如图 1-11-5(b)所示。

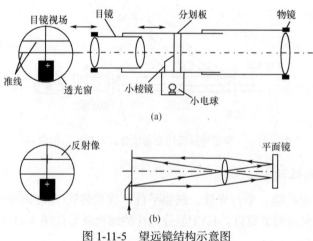

图 1-11-5 望远镜结构示意图

2. 平行光管 平行光管的作用是产生平行光，由可相对滑动的两个套筒组成。外套筒的一端装有消色差透镜组,内套筒装一宽度可调的狭缝。当狭缝位于透镜的焦平面上时,用灯照亮狭缝,则平行光管出射平行光,如图 1-11-6 所示。

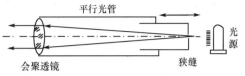

图 1-11-6　平行光管结构示意图

3. 载物台　载物台是一个用以放置棱镜、光栅等光学元件的圆形平台,是双层结构,它套在游标内盘上,可以绕通过平台中心的铅直轴转动和升降。两层之间有三个互成 120°的调节螺钉,通过对 3 个螺钉高度的调整,可调节上层平台台面与铅直轴的倾斜度。

4. 读数装置　读数装置用来测量角度,它由刻度盘和游标盘两部分组成。

5. 底座　分光计底座起支撑作用,其中央固定着中心轴,刻度盘和游标内盘套在中心轴上,可以绕中心轴旋转。

(二) 读数原理

望远镜和载物平台的相对方位可由刻度盘上的读数确定,这个读数我们称为绝对位置角。刻度盘分为 360°,最小分度为半度(30′),半度以下的角度可借助游标准确读出。游标等分为 30 格,正好跟刻度盘上的 29 小格等长,因此游标上 1 小格与刻度盘上 1 小格两者之差为 1′,即分光计精度为 1′。

绝对位置角的读数方法与游标卡尺的游标原理一样,读数值=刻度盘上读数(游标上 0 刻度线对应刻度盘上的刻度值)+游标上读数(游标尺上刻度线与刻度盘刻度线对齐的游标刻度值)。如图 1-11-7 所示,读数为 233°13′=233° +13′。若游标上的 0 线过了整数值的一半(即过了 0.5 的刻度线)所读出的数值要加 0.5 °=30′。如图 1-11-8 所示,读数为 115°36′=115°+30′+6′。

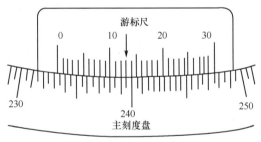

图 1-11-7　读数示例

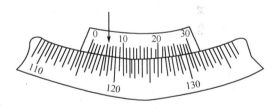

图 1-11-8　读数示例

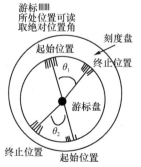

图 1-11-9　消除偏心差

分光计读数系统中的刻度盘和游标盘套在分光计的中心轴上,可以绕中心轴旋转。由于加工技术及精度所限,刻度盘中心与游标盘中心不能严格重合,从而使这两个中心有一定的偏离,导致了偏心差的产生。

为了消除这种偏心差,提高角度（即刻度盘与游标盘相对旋转角度）的测量精度,便在分光计游标盘的直径两端设置了两个游标。测量数据时,必须同时读取两个游标处的刻度盘数据（即两个绝对位置角,两个起始的或两个终止的绝对位置角）,如图 1-11-9 所示。设分光计测量的角度为 ϕ,一端游标处读到的刻度盘与游标盘相对旋转角度为 θ_1（即终止绝对位置角减去起止绝对位置角）,另一端游标处读到的刻度盘与游标盘相对旋转角度 θ_2（即终止绝对位置角减去起止绝对位置角）,

可以证明，$\phi=(\theta_1+\theta_2)/2$，可以消除偏心差。所以，每次读数，两个游标处的刻度盘数据都要读取。

于是，用分光计计算衍射角 ϕ_k 应采用公式

$$\phi_k=\frac{1}{2}[|\phi_k-\phi_0|+|\phi_k'-\phi_0'|] \tag{1-11-2}$$

式中，ϕ、ϕ_k 为一端游标起止角度，ϕ_0'、ϕ_k' 为另一端游标起止角度。如果望远镜在移动过程中，某一游标经过 0 位置，即经过读数的零点，则上式须适当修正为

$$\phi_k=\frac{1}{2}[(360°-|\phi_k-\phi_0|)+|\phi_k'-\phi_0'|] \tag{1-11-3}$$

若另一游标过零点，可依次类推。为避免这种情况，测量前应适当调整游标与刻度盘相对位置。

(三) 分光计的调节

为了进行精确测量，测量前，必须对分光计进行细心的调节，要求达到：望远镜聚焦于无穷远(以便于清晰地观察到衍射图样)，平行光管发出平行光，平行光管和望远镜的光轴共面且与仪器中轴垂直。要达到这个目的，一般要经过粗调和细调两步。调节前，应先熟悉仪器结构和各调节螺钉的作用。然后，目测估计，进行粗调，使各部件位置大致合适。最后对各部件进行仔细调节。

1. 粗调　用眼睛直接观察，调节望远镜和平行光管的光轴高低调节螺钉，使两者的光轴尽量呈水平状态；调节载物台下三只调平螺钉，使载物台呈水平状态。

在分光计调节中，粗调很重要，如果粗调不认真，可能给细调造成困难。

2. 细调

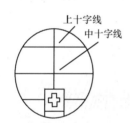

图 1-11-10　双十字线图

(1) 望远镜目镜的调焦：调节望远镜目镜的焦距，目的是使分划板位于目镜的焦平面上。把图 1-11-4 中目镜调节手轮旋出，然后一边旋进一边从目镜中观察，直至分划板上双十字线成像清晰，再慢慢地旋出手轮，至目镜中的像将被破坏而未被破坏时为止，如图 1-11-10 所示。

(2) 找绿色"十"字像：将分光计附件——平面反射镜放在载物台上，如图 1-11-11 所示，注意放置方位。

点亮"十字线"照明用电灯；将望远镜垂直对准平面镜的一个反射面，从望远镜中找绿色小"十字线"的反射像，如图 1-11-12(a)中的 2 所示。如果从望远镜中看不到"十字线"的反射像，就慢慢左右转动载物平台去找(粗调认真，均不难找到反射像)，如果仍然找不到反射像时，可重复粗调过程，或稍许调节望远镜光轴高低调节螺钉，再慢慢左右转动载物平台去找。

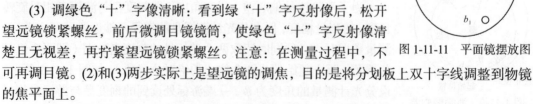

图 1-11-11　平面镜摆放图

(3) 调绿色"十"字像清晰：看到绿"十"字反射像后，松开望远镜锁紧螺丝，前后微调目镜镜筒，使绿色"十"字反射像清楚且无视差，再拧紧望远镜锁紧螺丝。注意：在测量过程中，不可再调目镜。(2)和(3)两步实际上是望远镜的调焦，目的是将分划板上双十字线调整到物镜的焦平面上。

(4) 使望远镜光轴垂直于仪器的转轴(即中心转轴)：望远镜已聚焦于无穷远处，但望远

镜光轴与仪器转轴不一定垂直，也就是说绿色"十"字像不是如图 1-11-12(b)所示那样刚好落在分划板双十字线的"上十字线"上，可能偏高或偏低。可用 "各半调节法"逐步微调载物台下三个调平螺钉中的 b_1 或 b_2(图 1-11-11)，以及望远镜光轴高低调节螺钉来达到目的。步骤如下：

调节望远镜倾斜螺丝，使绿色十字线像和分划板上部十字线偏离减少一半，再调节图 1-11-11 中平台螺钉 b_1 或 b_2，使二者重合，如图 1-11-12(b)所示。

旋转载物平台 180°(注意：不是转反射镜)，使反射镜的另一镜面对准望远镜，左右慢慢转动平台，找到反射的绿色十字线像，如果绿色十字线像和分划板上部十字线不重合，再同上将望远镜和螺钉 b_2 或 b_1 各调一半，使之重合。

注意：时常发现从平面镜的第一面见到了绿色"十"字像，而在第二面却找不到，这可能是粗调不细致，经第一面调节后，望远镜光轴和平台面均显著不水平，这时要重新做粗调；如果望远镜轴及平台面无明显倾斜，往往是绿色"十"字像在分划板上方视场之外，可适当调节望远镜倾斜(使目镜一侧升高些或降低些)去找。

反复进行以上的调整，直至不论转到哪一反射面，绿色"十"字像和分划板上部十字线均重合，则望远镜光轴与中心转轴已垂直。此调节法称为渐近法或各半调节法。

(5) 平行光管的调节：用光源照亮平行光管的狭缝，转动望远镜，对准平行光管，将狭缝宽度适当调窄，松开狭缝装置锁紧螺丝，前后移动狭缝，以便从望远镜中看到清晰的狭缝像。

调平行光管倾斜螺钉和水平调节螺钉，使狭缝像的中心位于望远镜的分划板上中十字线交点上，如图 1-11-12 中的中十字线处。再拧紧狭缝装置锁紧螺丝，这时狭缝已位于平行光管物镜的焦平面上，即从平行光管出射平行光束。

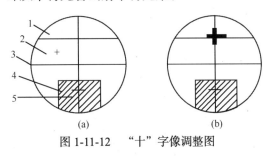

图 1-11-12　"十"字像调整图

至此，分光计调节完毕。

【实验内容与步骤】

(1) 按分光计粗调和细调方法调整好分光计。然后，将钠光灯对准平行光管的狭缝，移动望远镜，使从望远镜中看到的狭缝与分划板上双十字线竖线重合，固定望远镜不动。

(2) 将光栅(光栅常数 d=1/600mm)按图 1-11-13 所示位置放在载物台上，务必使光栅平面与平台的调节螺钉 b_1、b_2 连线的中垂线相重合，先调节光栅平面与望远镜光轴垂直。方法是以光栅面为反射面，用自准直法调节光栅面与望远镜相垂直。因望远镜已调好不能再动，所以应调节载物台的两个螺钉 b_1 和 b_2，使得在望远镜中观察到的光栅面反射回来的绿

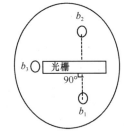

图 1-11-13　光栅位置摆放位置图

十字像与望远镜分划板"上十字线"重合，此时零级衍射像也应与十字线竖线相重合，这时光栅面已与中心转轴平行且垂直于平行光管，故可固定载物台。

(3) 调节光栅使其刻线与转轴平行。方法是转动望远镜观察衍射光谱的分布情况，应注意中央条纹两侧的谱线是否高低都一样，若不是，则说明光栅刻痕与分光计主轴不平行，可调节载物台的调平图 1-11-13 中的螺钉 b_3(切勿动已调平的 b_1、b_2 调平螺钉)，直到各谱线基本在同一水平线时为止，此时可进行测量。

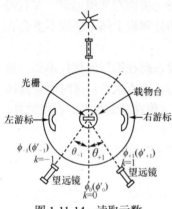

图 1-11-14 读取示数

(4) 参见图 1-11-14。微微移动望远镜，直到从望远镜中观察到的零级像与分划板双十字线中竖线重合，绿色十字像与分划板"上十字线"也重合，读出分光计读数圆盘的两个游标的示数，记录下起始绝对位置角读数 ϕ_0 及 ϕ'_0(即中央明纹位置角，共两个)，并填入表 1-11-1 中 $k=0$ 列单元。

(5) 移动望远镜观察右侧一级像，令 $k=+1$，称为+1 级像。当+1 级像与分划板双十字线中竖线重合(绿色十字像已不在视场中)，读出分光计读数圆盘的两个游标的示数，记录+1 级像的终止绝对位置角读数 ϕ_{+1} 及 ϕ'_{+1}(即第+1 级明纹位置角，共两个)，并填入表 1-11-1 中 $k=1$ 列单元。由式(1-11-2)或式(1-11-3)算出相应+1 级像的衍射角 θ_{+1}，并填入表 1-11-1 中 θ_{+1i} 列单元。

(6) 移动望远镜观察左侧一级像，令 $k=-1$，称为-1 级像。同法测定 ϕ_{-1} 及 ϕ'_{-1}(即第-1 级明纹位置角，共两个)，并填入表 1-11-1 中 $k=-1$ 列单元。同法算出-1 级像的衍射角 θ_{-1}，并填入表 1-11-1 中 θ_{-1i} 列单元。

(7) 用公式 $\theta_{1i}=\dfrac{\theta_{1i}+\theta_{-1i}}{2}$ 计算本次测量的一级明纹衍射角，填入表 1-11-1 中。

(8) 重复上述(4)～(7)的操作两次，将数据填入表 1-11-1 中。

表 1-11-1　钠光一级像($k=\pm1$)测量记录表(光栅常数 $d=$_____)

	次数 i	$k=0$	$k=1$	$k=-1$	θ_{+1i}	θ_{-1i}	θ_{1i}	$\Delta\theta_{1i}$
1	左读数							
	右读数							
2	左读数							
	右读数							
3	左读数							
	右读数							
	$\overline{\theta_1}$				$\Delta\theta_1$			
	θ_1 的测量结果							

【数据处理】

(1) 根据记录表 1-11-1 中数据，用公式 $\overline{\theta_1}=\dfrac{\theta_{11}+\theta_{12}+\theta_{13}}{3}$ 算出钠光一级像($k=\pm1$)的衍射角的平均值。然后用 $\Delta\theta_{1i}=\theta_{1i}-\overline{\theta_1}$ 计算各次测量的一级明纹衍射角误差，再计算算术平

均误差 $\Delta\theta_1$，并填入表 1-11-1 中。

(2) 将 $\overline{\theta_1}$ 代入公式 $\overline{\lambda} = \dfrac{1}{k}(d \cdot \sin\theta_k)$，算出钠光的波长平均值(近真值)。

(3) 将 $\overline{\lambda}$ 与给定的钠光波长 $\lambda_{标} = 589.3\text{nm}$ 比较，求绝对误差 $\Delta\lambda = \overline{\lambda} - \lambda_{标}$ 及相对误差

$$E_\lambda = \frac{|\overline{\lambda} - \lambda_{标}|}{\lambda_{标}}。$$

(4) 由式 $\overline{\lambda} = \dfrac{1}{k}(d \cdot \sin\theta_k)$ 可以看出，光波波长是间接测量得到的，直接测量的是角度。将光栅常数 d 看作定值，用绪论中讲到的间接测得量的误差处理方法，通过衍射角的平均值、算术平均误差计算波长的近真值、绝对误差、相对误差，写出波长的测量结果。想想这样算出的相对误差和第(3)步中得出的相对误差表达的含义有何不同(提示：已知 $y = \sin x$，绝对误差 $\Delta y = \Delta x \cdot \cos \overline{x}$，相对误差 $\dfrac{\Delta y}{y} = \Delta x \cdot \cot \overline{x}$)。

【注意事项】

(1) 在调好望远镜光轴与分光计光轴垂直后，不要再动望远镜下方调节螺钉。

(2) 用分光计测量角度时，同一游标两次读数的差值是望远镜转过的角度，不要将两个游标的读数搞混。

(3) 由于不同人眼的焦度不一样，在调节分光计过程中，要由同一个人观察望远镜中的像，判断是否清晰。

(4) 钠光灯要通电 5 分钟才能稳定发光。

(5) 为方便观察望远镜中的像，实验环境要适当暗一些。

【思考题】

(1) 试叙述光栅衍射原理，写出光栅方程。

(2) 光栅光谱与棱镜光谱有什么区别?

(3) 分光计主要由几部分组成? 各部分作用是什么?

(4) 试叙述分光计粗调和细调具体内容。

(5) 实验中如果平行光并非垂直入射光栅片，而是斜入射，衍射图样会有何变化?

(6) 实验中如果两边光谱线不等高，对实验结果有何影响?

实验十二　旋光仪的使用

【实验目的】

(1) 熟悉旋光仪的结构、工作原理和调节方法。

(2) 观察光的偏振现象和偏振光通过旋光物质的旋光现象。

(3) 测定旋光液体(葡萄糖溶液)的旋光角,并求出浓度。

(4) 理解三荫板的原理。

【实验器材】

WXG - 4 旋光仪一台,盛液管 3 支,不同浓度的葡萄糖溶液适量。

【实验原理】

(一) 旋光物质

光是电磁波,它的电场和磁场矢量互相垂直,且又垂直于光的传播方向。通常用电矢量代表光矢量,并将光矢量与光的传播方向所构成的平面称为振动面。在传播方向垂直的平面内,光矢量可能有各种各样的振动状态,称为光的偏振态。若光的矢量方向是任意的,且各方向上光矢量大小的时间平均值是相等的,则称这种光为自然光;若光矢量可以采取任何方向,但不同的方向其振幅不同,某一方向振动的振幅最强,而与该方向垂直的方向振动最弱,则称为部分偏振光;若光矢量的方向始终不变,只是它的振幅随相位改变,光矢量的末端轨迹是一条直线,则称为线偏振光,也叫平面偏振光。

当平面偏振光通过某些透明物质后,振动面要发生旋转,这种现象称为旋光现象。振动面被旋转的角度,称为旋光角。具有旋光性的物质,称为旋光物质,如石英、糖溶液、松节油及某些抗生素溶液等。

旋光物质分为左旋和右旋两类。当观察者正对着入射光看时,若振动面发生逆时针方向旋转,则称为左旋,这种物质叫左旋物质;反之,当观察者正对着入射光看时,若振动面发生顺时针方向旋转,则称为右旋,这种物质称为右旋物质。

(二) 旋光溶液的旋光角规律

对透明的固体来说,旋光角 φ 与光透过物质的厚度 L 成正比。而对液体来说,除了厚度之外,还与溶液的浓度 C 成正比;同时,旋转的角度,还与溶液的温度 t 及光的波长 λ 有关。实验证明,在给定波长(单色光)和一定温度下,如果旋光物质为溶液,旋光角可由下式表示:

$$\varphi = [\alpha]_\lambda^t \frac{C}{100} L \tag{1-12-1}$$

在上式中,$[\alpha]_\lambda^t$ 为旋光率;C 为 100ml 溶液中含有溶质的质量(单位为克);L 为溶液厚度,以分米(dm)为单位。不同物质溶液的旋光率不同;对同一种溶液来说,它是随波长而异的常数。实验室的旋光仪常以钠光作光源,其波长已确定。温度改变对旋光率稍有影响;就大多数物质来讲,当温度升高 1℃时,旋光率约减小千分之几。

(三) 旋光溶液浓度测定法

由式(1-12-1)可知，通过对旋光角的测定，可检验溶液的浓度、纯度和溶质的含量，因此，旋光测定法在药物分析、医学化验和工业生产及科研等领域内有着广泛地应用。医学中常用的分析方法有比较法和间接测定法。

1. 比较法 已知浓度为 C_M 的某种旋光性"标准溶液"，其溶液厚度为 L_M，可测出其旋光角 φ_M。现在要测同种未知浓度的溶液，只要测定该溶液在厚度为 L 时的旋光角 φ，就可计算出未知浓度。推导过程如下：

$$\varphi_M = [\alpha]_\lambda^t \frac{C_M}{100} L_M, \qquad \varphi = [\alpha]_\lambda^t \frac{C}{100} L$$

上面两式相比，化简得

$$C = \frac{\varphi L_M}{\varphi_M L} C_M$$

如果两溶液厚度相同 $L_M = L$，则

$$C = \frac{\varphi}{\varphi_M} C_M \tag{1-12-2}$$

2. 间接测定法 对于已知旋光率 $[\alpha]_\lambda^t$ 的某种旋光性溶液，测出溶液厚度为 L 时的旋光角 φ，就可由式(1-12-1)计算出浓度 C

$$C = \frac{100\varphi}{[\alpha]_\lambda^t L} \tag{1-12-3}$$

式中的 $[\alpha]_\lambda^t$ 一般是温度 $t=20℃$，所用光源为钠光($\lambda=589.3\text{nm}$)时的旋光率，其值可以从相关手册中查到。如果实验中的温度不是 20℃，在要求不太高时可按温度每升高 1℃，旋光角约减少 0.3%加以修正；对于要求较高的测定工作，最好在(20±2)℃条件下进行。一些常见物质的旋光率 $[\alpha]_\lambda^{20}$ 见表 1-12-1。

表 1-12-1　一些常见物质的旋光率 $[\alpha]_\lambda^{20}$　　　单位: (度·毫升)/(克·分米)

旋光物质	$[\alpha]_\lambda^{20}$	旋光物质	$[\alpha]_\lambda^{20}$
乳糖	+52.2～+52.5	维生素 C	+21～+22
葡萄糖	+52.5～+53.0	氯霉素	−17～+20
蔗糖	+65.9	红霉素	−70～−78
樟脑	+41～+48(醇溶液)	盐酸四环素	−240～−258
山道年	−170～−175(醇溶液)	肾上腺素(25℃)	−50.00～+50.59
桂皮油	−1～+1	单硫酸卡那霉素	+116～+123
蓖麻油	+50 以上	盐酸左旋咪唑	−120～−127
薄荷脑	−49～−50		

【仪器简介】

测定物质旋光角的仪器叫旋光仪。本实验使用 WXG-4 圆盘旋光仪，简单介绍如下。

(一) 旋光仪外形

WXG-4 圆盘旋光仪外形如图 1-12-1 所示。

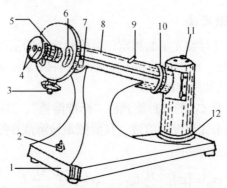

图 1-12-1 WXG-4 旋光仪外形

1. 底座；2. 电源开关；3. 度盘转动手轮；4. 读数放大镜；5. 调焦手轮；6. 度盘及游标；7. 镜筒；8. 镜筒盖；9. 镜盖手柄；
10. 镜盖连接图；11. 灯罩；12. 灯座

(二) 工作原理

1. 旋光仪的内部光路图 WXG-4 旋光仪内部光路如图 1-12-2 所示。

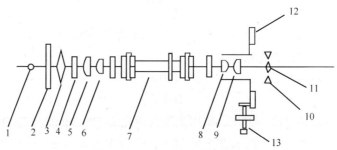

图 1-12-2 旋光仪的光学系统

1. 光源；2. 毛玻璃；3. 聚光镜；4. 滤色镜；5. 起偏镜；6. 半波片；7. 试管；8. 检偏镜；9. 物、目镜组；10. 读数放大器；
11. 调焦手轮；12. 度盘与游标；13. 度盘转动手轮

2. 旋光仪的基本工作原理 旋光仪工作原理示意图如图 1-12-3 所示。

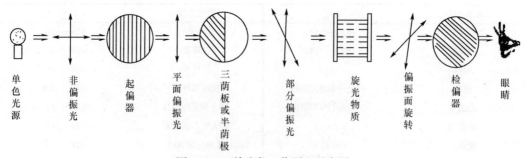

单色光源　非偏振光　起偏器　平面偏振光　三荫板或半荫极　部分偏振光　旋光物质　偏振面旋转　检偏器　眼睛

图 1-12-3 旋光仪工作原理示意图

钠光灯射出的单色光线，通过毛玻璃、聚光镜、滤色镜成为单色平行光，经起偏镜后成为平面偏振光，在三荫板处产生三分视场；转动检偏镜，通过检偏镜及物、目镜组可以观察到如图 1-12-4 所示的四种视场。在均匀视场时，视场中的两条分界线消失；在零度视场时，视场较暗。

当放入装有被测溶液的试管后，由于溶液具有旋光性，平面偏振光旋转了一个角度，零度视场便发生了变化，如图 1-12-4(a)、(c)所示。如果将检偏镜跟随转动相同的角度，能再次出现亮度一致的视场。显然，检偏镜转动的这个角度就是溶液的旋光角，数值可通过放大镜从与检偏镜同步转动的刻度盘上读出。

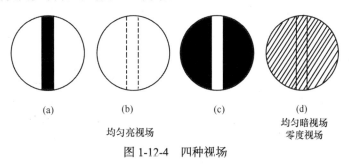

(a)　(b)　(c)　(d)

均匀亮视场　　均匀暗视场
　　　　　　　零度视场

图 1-12-4　四种视场

仪器读数系统采用双游标读数，以消除刻度盘偏心差。度盘有 360 格，每格为 1°，游标分为 20 格，最小可直接读到 0.05°(精度)。刻度盘和游标盘的读数方法与游标卡尺一样，读数值=刻度盘上读数(整数值)+游标上读数(小数点后两位值)。如图 1-12-5 所示，左右刻度的读数为 9.30°(说明：9.30°=9°+0.05°×6=9°+0.30°)。

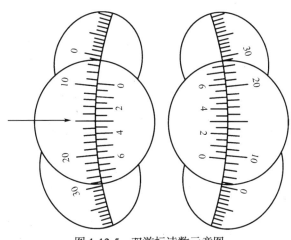

图 1-12-5　双游标读数示意图

3. 三荫板工作原理　三荫板是用一片条形石英片安置在圆形玻璃片中央的透光片，如图 1-12-6 所示。当偏振光通过三荫板时，透过玻璃片的部分振动方向不变；而透过石英片的部分，由于石英的旋光作用使振动方向旋转了某个角度，因此，通过三荫板的偏振光就变成了振动方向不同(夹角 β)的两部分，如图 1-12-7 所示。这时若把检偏器调整到使左右部分的偏振光完全透过的位置，则中间部分的偏振光只能部分透过，视场呈现出左、右部分亮，中间部分暗的情形，如图 1-12-4(a)所示，即呈现有两条明显分界线的"三分

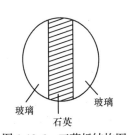

图 1-12-6　三荫板结构图

视场"；反之，若把检偏器转到使中间部分的偏振光完全透过的位置时，则呈现视场中间部分亮，左、右部分暗的"三分视场"，如图 1-12-4(c)所示；当检偏器偏振化方向在 β 角的分角线 M_1M_2 上时，如图 1-12-8 所示，将看到三部分明亮程度相同的"均匀亮视场"，如图 1-12-4(b)所示，两条分界线消失；显然，根据马吕斯定律，若把检偏器偏振化方向转到与 β

角的分角线 M_1M_2 垂直的 N_1N_2 方向上，如图 1-12-8 所示，也会呈现均匀视场，分界线也将消失，且比图 1-12-4(b)所示的"均匀亮视场"要暗，是"均匀暗视场"，如图 1-12-4(d)所示。由于人眼对于视场中分界线是否消失的判断比对视场中亮度是否复原的判断要灵敏得多，且对暗视场中分界线是否消失的判断比对亮视场中分界线是否消失的判断也要灵敏得多，所以通常把"均匀暗视场"作为判断标准，定为"零视场"。

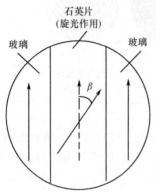

图 1-12-7 三荫板工作原理图

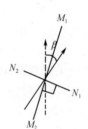

图 1-12-8 均匀视场时检偏器的两种位置

因此，三荫板的作用是使实验者能准确判断检偏镜跟进的角度是否到位。

有些仪器不采用三荫式，而是采用半荫式，其原理与三荫式完全相同，只不过比较的是左右两半圆之间界线消失的情况。

【实验内容与步骤】

(1) 将仪器接上电源，接通电源开关，约 5 分钟后，钠光灯发光正常，就可开始工作。

(2) 观察旋光仪结构，练习游标读数及望远镜的调节，旋转检偏器观察视野亮度变化情况。

(3) 检查旋光仪零位是否准确，即未放入装有旋光溶液试管时，将刻度盘调到 0.00°，观察零度视场亮度是不是"均匀暗视场"；如果不是，说明有零位误差，记录读数，以便在后面的尺示数中减去或加上。调节方法是：转动刻度盘调节手轮，使视场亮度变为均匀暗视场，从左右两游标窗中读取零位读数，记为 φ_{0L} 与 φ_{0R}，填入表 1-12-2 中。

(4) 测定旋光角方法：由于待测溶液的旋光作用，视场变成了不均匀视场，转动刻度盘调节手轮，使视场重新恢复为"均匀暗视场"。从左右刻度盘上读数，得到左右刻度盘的旋光角 $\varphi_{待测L}$ 与 $\varphi_{待测R}$；读数为正的是右旋物质，读数为负的是左旋物质。采用双游标读数法，按下面公式求得旋光角：

$$\varphi = \frac{1}{2}[(\varphi_{待测L} - \varphi_{0L}) + (\varphi_{待测R} - \varphi_{0R})] \tag{1-12-4}$$

(5) 测定标准溶液的旋光率：将盛有标准浓度糖溶液的玻璃管 M 放入旋光仪的镜筒内，转动检偏器，找出零度视场的新位置，从左、右刻度盘上分别读出标准溶液对应的刻度值 φ_{ML} 和 φ_{MR}；按下面公式求得旋光角 φ_M：

$$\varphi_M = \frac{1}{2}[(\varphi_{ML} - \varphi_{0L}) + (\varphi_{MR} - \varphi_{0R})] \tag{1-12-5}$$

将上述数据记录于表 1-12-2 中。

重复 3 次，并记下相应的数值，求得平均值，作为标准溶液旋光角平均值 $\overline{\varphi_M}$。

由已知平均旋光角 $\overline{\varphi_M}$、浓度 C_M 和长度 L_M，根据公式(1-12-1)，可计算出溶液的旋光率 $[\alpha]_\lambda^t$，并填入表 1-12-2 中。

表 1-12-2　数据记录表　（待测液名称：_____　标准溶液浓度：_____）

		φ_{0L}		φ_{0R}	
水或空气 零点读数					
		$\varphi_{待测L}$	$\varphi_{待测R}$	$\varphi = \frac{1}{2}[(\varphi_{待测L} - \varphi_{0L}) + (\varphi_{待测R} - \varphi_{0R})]$	
A	1				
	2				
	3				
B	1				
	2				
	3				
M	1				
	2				
	3				
		旋光率 $[\alpha]_\lambda^t$：		管长 L：	

(6) 测定葡萄糖溶液的未知浓度

1) 间接测定法测量浓度。将盛有未知浓度 C_A 的葡萄糖溶液的玻璃管 A 放入旋光仪中，按上述方法进行测量，将相关数据记录于表 1-12-2 中；并求得 A 溶液的旋光角平均值 $\overline{\varphi_A}$。

根据实验所得的 $[\alpha]_\lambda^t$ 和已知试管长度 L 值，由公式 $\overline{C_A} = \dfrac{100\overline{\varphi_A}}{[\alpha]_\lambda^t L}$，可计算出待测溶液的浓度 $\overline{C_A}$。

2) 比较法测量浓度。将另一盛有未知浓度 C_B 葡萄糖溶液的玻璃管 B 放入旋光仪中，重复上述方法测量，将相关数据记录于表 1-12-2 中；并求得 B 溶液的旋光角平均值 $\overline{\varphi_B}$。根据标准溶液的浓度 C_M、旋光角 φ_M 及测得 B 溶液的旋光角 $\overline{\varphi_B}$，已知试管长度 $L_M = L_B$，因此利用公式 $\overline{C_B} = \dfrac{\overline{\varphi_B}}{\varphi_M} C_M$，可求出 B 溶液的浓度 $\overline{C_B}$。

(7) A 和 B 溶液浓度的测量结果表达式：A 和 B 溶液浓度是通过公式计算出来的，不是直接测得量，而是间接测得量，因而浓度的测量结果表达式要经过一系列计算步骤才能得到。

根据绪论中的误差理论，可得到 A 溶液浓度相对误差 $E_{C_A} = \dfrac{\Delta\varphi_A}{\varphi_A}$；又根据相对误差定义，得出浓度的算术平均误差为：$\Delta C_A = E_{C_A} \cdot \overline{C_A}$；因此，A 溶液浓度测量结果表达式为：$C_A = \overline{C_A} \pm \Delta C_A$。

同理，可得到 B 溶液浓度相对误差 $E_{C_B} = \dfrac{\Delta\varphi_B}{\varphi_B}$；又根据相对误差定义，得出浓度的算术平均误差为：$\Delta C_B = E_{C_B} \cdot \overline{C_B}$；因此，B 溶液浓度测量结果表达式为：$C_B = \overline{C_B} \pm \Delta C_B$。

本实验使用 A、B、M 三支试管，A、B 两支试管分别盛有不同浓度的葡萄糖溶液，M 试管盛有标准溶液，浓度为 5g/100ml。三支试管长度均为 20cm。

【注意事项】

(1) 接通电源，约点燃 10 分钟，待完全发出稳定的钠黄光后，才可观察使用。

(2) 检验度盘零度位置是否正确，如不正确，可旋松度盘盖四只连接螺钉、转动度盘壳进行校正(只能校正 0.5°以下)，或把误差值在测量过程中加减之。

(3) 试管要轻拿轻放，小心打碎。

(4) 试管注满待测液，装上橡皮圈，旋上螺帽，直至不漏溶液为止；螺帽不宜旋得太紧，否则，护片玻璃会引起应力，发生形变，影响测量结果；试管两头残余溶液擦干后放入旋光仪。

(5) 装溶液时试管内不可留有气泡，如发现气泡应使之进入试管的凸出部分，以免影响测量结果。

【思考题】

(1) 什么叫线偏振光？什么叫旋光物质？

(2) 旋光仪中三荫板有什么作用？原理是什么？

(3) 旋光仪的基本工作原理是什么？

(4) 旋光角的大小和哪些因素有关？根据测量结果，判断糖溶液是左旋还是右旋物质？

(5) 以旋光仪视场中各部分均匀且最亮处作为零点位置可以吗？为什么？

(6) 用玻璃管装溶液时应注意什么问题？

第二篇　医用电子学实验

实验一　常用仪器的使用与元器件的检测

【实验目的】

(1) 进一步熟悉数字示波器和数字万用表的使用。

(2) 掌握电阻、电容、二极管和三极管的测量。

(3) 掌握交、直流电压和电流的测量。

(4) 了解 DICE-A9 模拟电路实验箱中的电路。

【实验器材】

EDS032C 数字示波器一台，UT52 数字万用表一块，DICE-A9 模拟电路实验箱一台。

【实验内容与步骤】

(一) 认识 DICE-A9 模拟电路实验箱

图 2-1-1 是 DICE-A9 模拟电路实验箱面板组成布局图，含有电源、直流电压表、频率计、函数信号发生器、整流滤波电路、串联稳压电路、集成稳压电路、直流稳压电源(即直流信号源)、集成运放电路、OTL 功率放大器、分立放大电路、场效应管电路、差分放大电路、集成功放、晶闸管电路和几个电位器等。

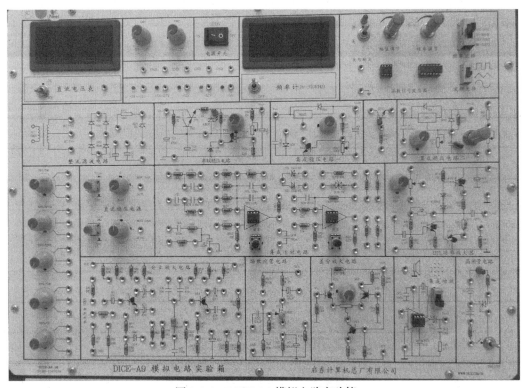

图 2-1-1　DICE-A9 模拟电路实验箱

DICE-A9 技术性能指标

(1) 电源。输入：AC　220V+ 10%。

输出：①DC　*V*：–5V～–l2V 可调；DC　*I*≥0.2A。

②DC　*V*：+5V～+27V 可调；DC　*I*≥0.2A。

③DC　*V*：±12V；DC　*I*≥0.3A。

④DC　*V*：+5V；DC　*I*≥0.5A。

以上各路电源均有过流保护，自动恢复功能。

⑤AC　*V*：7.5V×2；AC　*I*≥0.15A。

(2) 直流信号源：双路–0.5V～+0.5V，–5V～+5V，两挡连续可调。

(3) 函数信号发生器：0～20k 可调(分四挡)；方波、正弦波、三角波；幅度 0～14V 连续可调。

(4) 电位器组：5 只独立电位器 1kΩ，10kΩ，100kΩ，470kΩ，1MΩ。

(5) 数字式电压表：0～199.9V。

(6) 数字频率计：测量单位为 kHz，测量范围为 0～200kHz。

(二) 数字示波器的使用

第一篇医学物理学实验中实验二已叙述了 EDS032C 数字示波器内容，下面只是进一步熟悉使用数字示波器，测量电压波形。

1. 功能检查　做一次快速功能检查，以核实本仪器运行正常。请按如下步骤进行：

(1) 接通仪器电源，按下主机上方的示波器开关键"⏻"：机内继电器将发出轻微的"咔哒"声。仪器执行所有自检项目，出现开机画面。按 "Utility" (功能)按键，再按"H1"菜单选择按键，显示"功能"菜单，旋转"通用"旋钮选择"校准"，按"H3"键选择"厂家设置"。默认的探头菜单衰减系数设定值为 10×。

(2) 示波器探头上的开关设定为 10×，并将示波器探头与 CH1 通道连接：把探头端部和接地夹接到探头补偿器的连接器上。

(3) 按"自动设置"按键：几秒钟内，可见到方波显示(1kHz 频率、5V 峰峰值)，如图 2-1-2 所示。

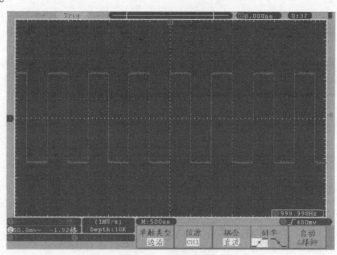

图 2-1-2　波形测试

重复步骤(2)和步骤(3)在 CH2 通道上测试一遍。

2. 测量波形并计算

(1) 观测模拟实验箱中电源变压器次级上下两端点间的 50Hz 交流电压，如图 2-1-3 所示。

测试相关参数，记录到表 2-1-1。

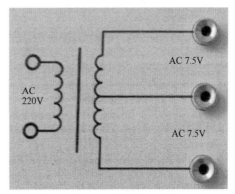

图 2-1-3　电源变压器

表 2-1-1　变压器次级电压测量数据

	所占格子数		用格子计算		用光标读	
测电压	峰值垂直格数 /格	Y 轴灵敏度示数 /(V/格)	峰值 U_{PP} /V	有效值 U /V	峰值 U_{PP} /V	有效值 U /V
测频率	一个周期水平格数 /格	时基 /(ms/格)	周期 T /ms	频率 f /Hz	周期 T /ms	频率 f /Hz

用数字示波器测量的波形记于图 2-1-4 中(自己标好刻度线、单位)。

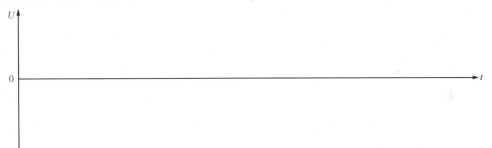

图 2-1-4　电源变压器次级上下两点间交流电压波形图

(2) 观测模拟数字实验箱信号发生器输出的 1kHz 三角波形，幅值调节旋钮调到最大，如图 2-1-5 所示。

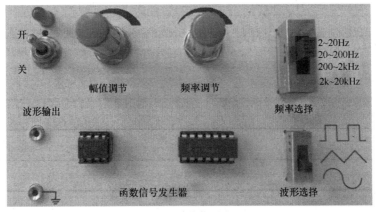

图 2-1-5　函数信号发生器

测量相关参数,记录到表 2-1-2。

表 2-1-2 三角波测量数据

	所占格子数		用格子计算	用光标读
测电压	峰值垂直格数 /格	Y轴灵敏度示数 /(V/格)	峰值 U_{PP} /V	峰值 U_{PP} /V
测频率	上升段水平方向格数 /格	时基 /(ms/格)	上升时间 $T_{上}$ /ms	上升时间 $T_{上}$ /ms
	下降段水平方向格数 /格	时基 /(ms/格)	下降时间 $T_{下}$ /ms	下降时间 $T_{下}$ /ms

用数字示波器测量的波形记于图 2-1-6 中(自己标好刻度线、单位)。

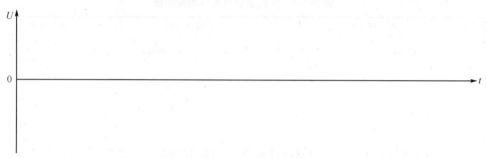

图 2-1-6 实验箱信号发生器输出的 1kHz 三角波形

(三) 数字万用表的使用

第一篇医学物理学实验中的实验九已叙述 UT52 数字万用表内容,下面只是进一步熟悉使用数字万用表,测量有关参数。

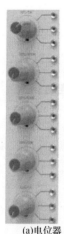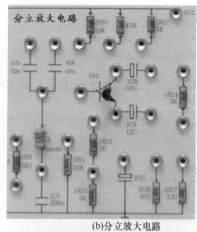

(a)电位器   (b)分立放大电路

图 2-1-7 实验箱中电位器、分立放大电路布局

1. 检测元器件 对模拟实验箱中的电位器、分立放大电路,如图 2-1-7(a)、(b)所示,以及集成运放电路部分,测试有关元器件的数据。

(1) 电阻测量。正确选择挡位、量程,测量图 2-1-5 所示分立放大电路中电阻 $1R_9 \sim 1R_{17}$ 的阻值和电位器 $R_{P1} \sim R_{P5}$(上端对中端)的阻值范围,并填入表 2-1-3。

(2) 电容检测。正确选择挡位、量程,测量指定编号电容的电容量,并填入表 2-1-3。为便于实际测量,要用两根导线引出电容两个引脚。

(3) 电感检测。正确选择挡位、量程,判断图 2-1-5 中电感 L 的好坏。

(4) 二极管检测(注:选择二极管和电阻挡时,红表笔接入内部电源正极,黑表笔接入负极)选择二极管挡位,测量集成运放电路中二极管 $3D_1$ 和 $3D_2$,检测好坏,并填入表 2-1-3。

(5) 通断检测。正确选择挡位、量程，判断实验箱中所有同样编号的端子是否短路连通。

表 2-1-3 模拟实验箱常用元件测量

序号	项目	挡位或量程	测量读数	标称值	结论
1	$1R_9$				
	$1R_{10}$				
	$1R_{11}$				
	$1R_{12}$				
	$1R_{13}$				
	$1R_{17}$				
2	R_{P1} 上端对中端				
	R_{P2} 上端对中端				
	R_{P3} 上端对中端				
	R_{P4} 上端对中端				
	R_{P5} 上端对中端				
3	$1C_5$				
	$1C_6$				
	$1C_8$				
4	电感 L		电阻值：		
5	$3D_1$（见实验箱）	正偏：	反偏：		
	$3D_2$（见实验箱）	正偏：	反偏：		
6	通断检测（各 GND 之间）	有否蜂鸣声：			

注：用蜂鸣器二极管挡)))━►┤━测量二极管，测得的导通电压单位是毫伏(mV)。

2. 测量交流电压和直流电压

(1) 直流电压测量。正确选取挡位，测量模拟实验箱上电源供电部分输出的各种直流电压，如图 2-1-8 所示，并填入表 2-1-4。

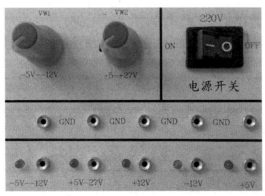

图 2-1-8 实验箱输出的电压

(2) 交流电压测量。正确选取挡位,测量模拟实验箱上变压器输出表 2-1-4 的交流电压,如图 2-1-3 所示,并填入表 2-1-4。

表 2-1-4　交、直流电压测量数据

序号	测量位置	挡位选择	电压实测值
1 (直流电压)	−5V～−12V		范围:
	+5V～27V		范围:
	+12V		
	−12V		
	+5V		
2 (交流电压)	变压器次级上下两端点间		
	变压器次级中间与一个顶端间		

注:万用表测量交流电压,读数不是最大值,而是有效值。

3. 测量三极管

(1) 用数字万用表的二极管挡位测量三极管的类型和基极 B。

判断方法:将三极管看成是两个背靠背的 PN 结,引出三个电极。按照判断二极管的方法,可以判断出其中一个电极为公共正极(P 极)或公共负极(N 极),此电极就是基极 B。如果基极是 P 极,则三极管是 NPN 型管;如果基极是 N 极,则三极管是 PNP 型管。

因此,判断出基极是公共正极(P 极)还是公共负极(N 极),即可知道被测三极管是 NPN 型还是 PNP 型三极管。

实际操作:用三根导线引出实验箱中分立元件放大电路内三极管 $1V_1$ 的三个电极,用上述判断方法,判断三极管 $1V_1$ 基极位置和类型。或老师给一个三极管,学生实测。

(2) 发射极 E 和集电极 C 的判断。

判断方法:利用数字万用表测量三极管放大倍数 $\beta(h_{FE})$ 值的挡位,判断发射极 E 和集电极 C。将挡位旋至 h_{FE},基极插入所对应 NPN 或 PNP 型的孔中,把其余管脚分别插入 C、E 孔,读数据 h_{FE};再将 C、E 孔中的管脚对调,读数据 h_{FE};数值大的说明管脚插对了,此时 C、E 孔中的管脚就是 C 极、E 极。

实际操作:用三根导线引出实验箱中分立元件放大电路内三极管 $1V_1$ 的三个电极,用上述判断方法,判断三极管 $1V_1$ 发射极 E 和集电极 C 的位置。

实测三极管 $1V_1$ 的放大倍数 $\beta(h_{FE})$ 为_____。或老师给一个三极管,学生实测。

(3) 判别三极管的好坏。

判别方法:用数字万用表测量二极管的挡位,分别测量三极管三个电极之间正、反偏置导通情况,共有六次测量结果。如果只有两次测量是正偏导通,且只有一个电极是公共导通的电极,说明三极管是好的;如果有三次或以上导通或在测量中找不到公共基极,三极管就是坏的。

实际操作:用三根导线引出实验箱中分立元件放大电路内三极管 $1V_2$ 的三个电极,用上述判断方法,判断三极管 $1V_2$ 的好坏。或老师给一个三极管,学生实测。

【注意事项】

(1) 用数字示波器测量电压波形，一定要断电后连接探头到被测点。

(2) 数字示波器的探头接地端务必与被测电路的地线相连。

(3) 数字示波器的探头衰减系数与输入通道的比例应设置成一样，要么都为×1，要么都为×10。一般信号幅度小于 100mV，就设置为×1；信号幅度大于 100mV，就设置为×10。

(4) 使用万用表时，不允许在挡仍处于电流挡、Ω 和 ⑴ ▶┤ 位置时，将表笔接入通电的电路中。

(5) 不允许在测试过程中切换万用表的挡位功能和量程。

(6) 不测量时，应随手关断电源。

【思考题】

(1) 测量一个电压波形，一般按什么步骤使用数字示波器？要注意些什么？

(2) 测量电阻和电压时，数字万用表的量程一般怎样选择？

(3) 在测量电压时，数字万用表的挡位绝对不能置于电阻挡或电流挡，为什么？

(4) 根据晶体三极管结构特点，如何用数字万用表判断好坏，以及 PNP 或 NPN 型和三个电极的位置？

(5) 画出实验箱中三极管 $1V_1$ 实际外形图，指出发射极 E、集电极 C 和基极 B 的位置；是 NPN 型还是 PNP 型三极管？

实验二 单级放大电路

【实验目的】

(1) 掌握单级放大电路放大信号的基本原理。

(2) 掌握单级放大电路静态工作点的调试方法。

(3) 掌握放大倍数的计算方法和测量方法。

(4) 了解静态工作点不恰当对输出波形失真的影响。

(5) 进一步熟悉万用表、示波器等电子仪器的使用。

【实验器材】

EDS032C 数字示波器一台，UT52 数字万用表一块，DICE-A9 模拟电路实验箱一台。

【实验原理】

模拟电路放大器的基本任务是不失真地放大信号，实现输入变化量对输出变化量的控制作用；要使放大器正常工作，除要保证放大电路有正常的供电电压外，还要有合适的静态工作点。

图 2-2-1 为电阻分压式工作点稳定的单管共射级放大电路。偏置电路采用 R_b($1R_3$ 和 R_{P1}) 和 $1R_4$ 组成的分压电路，适当选择偏置电阻值，保证三极管基极直流电位基本固定；发射极电路中接有电阻 $1R_8$，以稳定静态工作点。在放大电路输入端输入信号 v_i 后，输出端便可得到一个与 v_i 相位相反、幅值被放大了的电压输出信号 v_o。

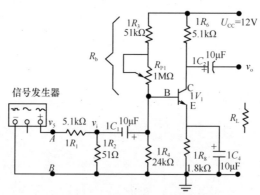

图 2-2-1 单管共射极放大电路

(一) 静态工作点计算和测试

静态工作点是指放大器输入端短路时，流过三极管的直流电流 I_{BQ}、I_{CQ} 及管子 C、E 极之间的直流电压 U_{CEQ} 和 B、E 极的直流电压 U_{BEQ}。

1. 利用 R_b 和 $1R_4$ 的分压作用固定基极电压 U_B 由图 2-2-1 可知，若 R_b、$1R_4$ 选择适当，满足流过下偏置电阻 $1R_4$ 的电流远大于三极管 $1V_1$ 基极电流 I_B(一般是 5~10 倍)，则三极管 $1V_1$ 的静态工作点估算如下：

$$U_B \approx \frac{1R_4}{1R_4 + R_b}U_{CC}, \quad I_E \approx \frac{U_8 - U_{BE}}{1R_8}I_U, \quad U_{CE} = U_{CC} - I_C(1R_6 + 1R_8)$$

2. 静态工作点稳定过程 通过 I_E 的负反馈作用，限制 I_C 的改变，使工作点保持稳定。具体稳定过程如下：

$$温度 T \uparrow \longrightarrow I_C \uparrow \longrightarrow I_E \uparrow \longrightarrow U_E \uparrow \longrightarrow U_{BE} \downarrow \longrightarrow I_B \downarrow$$
$$I_C \downarrow$$

3. 静态工作点的测量与调整 调整放大电路的静态工作点一般有两种方法。

(1) 将放大电路的输入端短路(即 $v_i=0$)，让其工作在直流状态，用直流电压表测量三极管 C、E 间的电压，调整电位器 R_{P1} 使 U_{CE} 稍小于电源电压的 1/2(本实验为 U_{CE} 为 4V 即可)，这表明放大电路的静态工作点基本合适，三极管处于较好的放大状态；然后，再测量基极对地的电位，并记录；根据测量值计算静态工作点各参数值的大小。

(2) 放大电路接通直流电源，并在输入端再加上正弦信号(幅度约为 10mV，频率约为 1kHz)，使其工作在交直流状态，用示波器监视输出电压波形，调整基极上偏电阻 R_{P1}，使输出信号波形不失真，并在输入信号增大时，输出波形同时出现截止失真和饱和失真，这表明电路的静态工作点处于放大区的最佳位置。撤去输入正弦信号(即令 $v_i=0$)，使电路工作在直流状态，用直流电压表测量三极管三个极对地的电压 U_B、U_E、U_C，即可计算出放大器的直流工作点 I_{CQ}、U_{CEQ}、U_{BEQ} 的大小。

4. 静态工作点对波形的影响 为使放大电路不因进入非线性区而产生波形失真，就必须给放大电路设置一个合适的静态工作点。

(1) 图 2-2-2 中静态工作点 Q 选在线性区的中部，运用范围未超过线性区，因此输出波形不失真。

(2) 在图 2-2-3 中，静态工作点 Q_1 因选在靠近饱和区，所以输出波形出现失真，此时输出电压波形负半周被削掉一部分；对图中静态工作点 Q_2 选在靠近截止区，输出电压波形的正半周期被削掉一部分。

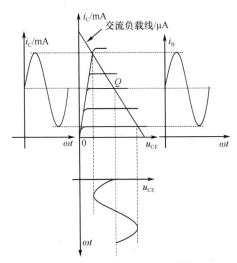
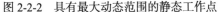

图 2-2-2 具有最大动态范围的静态工作点

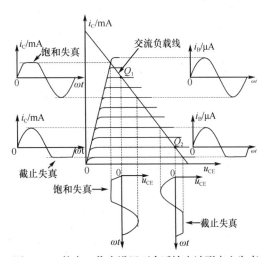

图 2-2-3 静态工作点设置不合适输出波形产生失真

(3) 为使输入信号得到不失真的放大，放大器的静态工作点要根据指标要求而定。如希望耗电小、噪音低、输入阻抗高，Q 点就可选得低一些；如希望增益高，Q 点可适当选择高一些。静态工作点的调整，一般通过调节图 2-2-1 中的电位器 R_{P1} 达到。

当然，即使三极管静态工作点合适，如果输入信号过大，也会使三极管工作于非线区；因此，为保证不失真的放大信号，要求静态工作点合适，且输入信号不宜过大。

(二) 放大电路动态指标计算和测试

放大电路动态指标主要包括电压放大倍数 A_V、输入电阻 r_i、输出电阻 r_o、最大不失真输出电压(动态范围)和通频带等。

1. 电压放大倍数 A_V 计算和测量 对图 2-2-1 实验电路，经过理论推导，电压放大倍数公式为

$$A_V = \frac{v_o}{v_i} = -\beta \frac{1R_6 \; // \; R_L}{r_{be}}$$

其中

$$r_{be} = 300(\Omega) + (1+\beta)\frac{26(mA)}{I_E(mA)}(\Omega)$$

测量方法：调整放大电路到合适的静态工作点，然后输入电压信号 v_i，在输出电压 v_o 不失真的情况下，用数字示波器测量出 v_i 和 v_o 的峰峰值 V_{ipp} 和 V_{opp}，则放大倍数为 $A_V = \dfrac{V_{opp}}{V_{ipp}}$。

2. 输入电阻 r_i 计算和测量 输入电阻 r_i 是从放大器输入端看进去的等效电阻，它表明

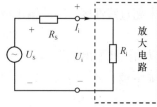

图 2-2-4 输入电阻测试原理图

放大电路对信号源的影响程度。对图 2-2-1 实验电路，经理论计算，输入电阻 $r_i = R_b // 1R_4 // r_{be}$。

测量输入电阻时，可采用串联电阻法来进行。测试原理图如图 2-2-4 所示，在信号源与放大电路输入端串接已知电阻 R_s，则 $r_i = \dfrac{U_i}{I_i} = \dfrac{U_i}{(U_s - U_i)/R_s} = \dfrac{U_i}{U_s - U_i}R_s$。

应注意在不失真的情况下，用数字示波器测量 U_S 和 U_i 的最大值，然后计算 r_i。

电阻 R_s 的值不宜取得过大或过小，以免产生较大的测量误差，通常取 R_s 与 R_i 为同一数量级为好。本实验可取 $R_s=1\sim2k\Omega$，只要去掉图 2-2-1 中 $1R_1$ 和 $1R_2$ 电阻，再用实验箱中的 $1k\Omega$ 代替 $1R_1$ 位置，即可测量。

3. 输出电阻 r_o 的计算和测量 输出电阻是从放大器输出端看进去的等效电阻。对负载电阻而言，放大器等效为信号源(电压源或电流源)；若采用电压源的形式，即为一个理想电压源 U_O 和内阻 r_o 相串联，r_o 的大小直接影响负载上的电压和电流，所以 r_o 称为放大器的输出电阻。

对电路图 2-2-1，经分析计算，$r_o \approx 1R_6$。

测量输出电阻 r_o 时，采用单负载电阻法，测量原理图如图 2-2-5 所示。

利用数字示波器分别测量输出电压的最大值 U_O(不接负载)和 U_{OL}(接负载)，则

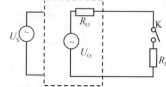

图 2-2-5 输出电阻测试原理图

$$r_O = \frac{U_O - U_{OL}}{U_{OL}/R_L} = \left(\frac{U_O}{U_L} - 1\right)R_L$$

要注意,应保证电路在不失真情况下进行测试,且保持负载 R_L 接入前、后输入信号的大小不变。实测时,负载电阻 R_L 可用实验箱中的 2.2kΩ 电阻。

4. 最大不失真输出电压 U_{opp} 的测量(最大动态范围) 给图 2-2-1 电路输入正弦信号,逐步增大输入信号的幅度,并同时调节电位器 R_{P1}(即改变静态工作点),用示波电路观察输出电压信号 v_o,当输出波形同时出现削底和缩顶现象(图 2-2-6)时,说明静态工作点已调在交流负载线的中点。

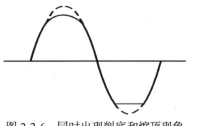

图 2-2-6 同时出现削底和缩顶现象

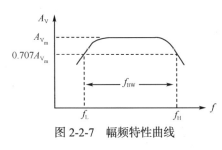

图 2-2-7 幅频特性曲线

然后反复调整输入信号,使波形输出幅度最大且无明显失真时,用数字示波器直接测出输出电压 v_o 峰峰值 V_{opp},就是动态范围。

5. 放大电路幅频特性的测量 放人电路的幅频特性是指放大电路的电压放大倍数 A_V 与输入信号频率 f 之间的关系曲线。单管阻容耦合放大电路的幅频特性曲线一般如图 2-2-7 所示,A_{V_m} 为中频电压放大倍数,通常规定电压放大倍数随频率变化下降到中频放大倍数的 $1/\sqrt{2}$,即 $0.707 A_{V_m}$ 所对应的频率分别称为下限频率 f_L 和上限频率 f_H,则通频带 $f_{BW}=f_H-f_L$。

通过测量不同频率信号时的电压放大倍数 A_V 可以得到放大电路的幅频特性。为此,可采用前述测 A_V 的方法,每改变一个信号频率,测量其相应的电压放大倍数,测量时应注意取频率测试点要恰当,在低频段与高频段应多测几点,在中频段可少测几点。此外,在改变频率时,要保持输入信号的幅度不变,且输出波形不得失真。由于很费时间,本实验不做该内容。

【实验内容及步骤】

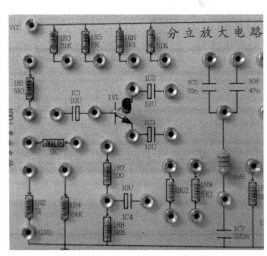

图 2-2-8 分立元件电路布局

使用图 2-2-8 所示的模拟实验箱分立元件放大电路部分做如下实验。

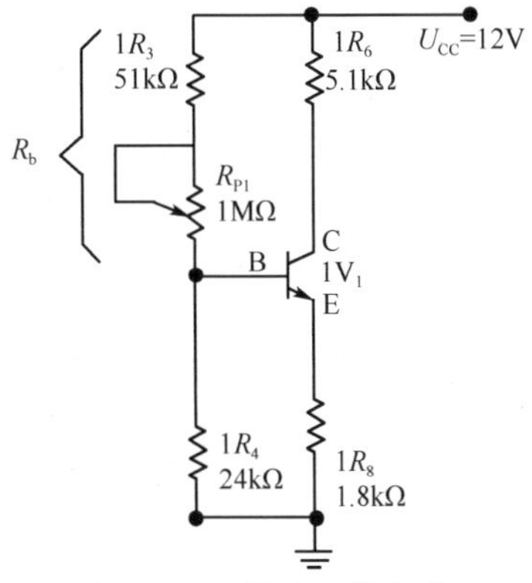

1. 三极管 β 值的测定 用三根导线引出三极管 $1V_1$ 的三个电极,以便测量三极管。

(1) 用数字万用表判断三极管 $1V_1$ 的好坏,以及 PNP、NPN 管类型。 结论:_____。

(2) 用数字万用表测量三极管 $1V_1$ 的电流放大倍数 β。放大倍数 $\beta=$_____。

2. 静态工作点的调整 按图 2-2-9 接线,测量三极管的静态工作点。

调节 R_{P1} 使三极管 $1V_1$ 的发射极电位 $V_E= 2.2V$,测量、

图 2-2-9 静态工作电路

计算，填入表 2-2-1。

表 2-2-1 静态工作点数据

实测值		计算	
V_{BE}/V	V_{CE}/V	I_C/mA	I_B/mA
		$I_C \approx V_E/1R_8$ $=$	$I_B = I_C/\beta$ $=$

3. 动态研究

(1) 按图 2-2-1 连接好电路单管放大电路，输入信号来自实验箱的正弦信号。

(2) 调节函数信号发生器，使得输入信号 v_i 峰峰值 $V_{ipp}=40mV$，$f=1kHz$(用示波器 CH1 通道监测)，调节 R_{P1} 使 v_o 端波形(用示波器 CH2 通道监测)达到最大不失真，然后记录 v_i 和 v_o 波形(自己标好刻度、单位)于图 2-2-10 中，并比较相位。

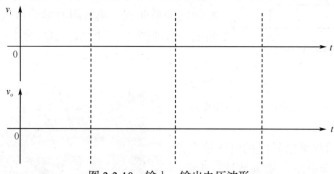

图 2-2-10 输入、输出电压波形

(3) 信号源频率不变，顺时针调节实验箱中信号发生器的幅度旋钮，逐渐加大输入信号电压幅度，观察 v_o 不失真时输入、输出电压波形，读出峰峰值，填于表 2-2-2 中(测试条件：$R_L=\infty$)。

表 2-2-2 不接负载 R_L 时动态数据记录、计算

实测			实测计算	理论估算
V_{ipp}/mV	V_{opp}/mV	I_E/mA	放大倍数 A_V	放大倍数 A_V
		$I_E=V_E/1R_8$ $=$	$\lvert A_V \rvert = V_{opp}/V_{ipp}$ $=$	$r_{be} = 300(\Omega) + (1+\beta)\dfrac{26(mA)}{I_E(mA)}(\Omega)$ $=$ $\lvert A_V \rvert = \beta \dfrac{R_C}{r_{be}} =$

(4) 保持 $V_{ipp}=40mV$ 不变，放大器接入负载 R_L，按下表给定值进行测量，并填入表 2-2-3。

表 2-2-3 接负载 R_L 时动态数据记录、计算

给定参数	实测			实测计算	理论估算
$R_L=1R_9$	V_{ipp}/mV	V_{opp}/mV	I_E/mA	放大倍数 A_V	放大倍数 A_V
5K1			$I_E=V_E/R_E$ $=$	$\lvert A_V \rvert = V_{opp}/V_{ipp}$ $=$	$\lvert A_V \rvert = \beta \dfrac{R_C /\!/ R_L}{r_{be}}$ $=$

4. 观察静态工作点对输出波形失真的影响

(1) R_{P1} 最小(工作点偏高)，观察输出电压 v_o 波形变化，将波形画于图 2-2-11(自己标好刻度、单位)。

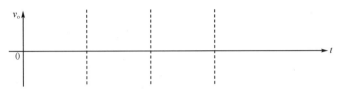

图 2-2-11　静态工作点偏高、输出电压失真波形

(2) R_{P1} 最大(工作点偏低)，观察输出电压 v_o 波形变化，将波形画于图 2-2-12(自己标好刻度、单位)。

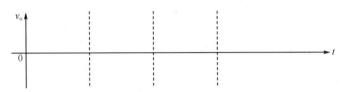

图 2-2-12　静态工作点偏低、输出电压失真波形

注：若失真观察不明显，可增大输入电压 V_{ipp} 重新测量。

5. 输入电阻 r_i 的测量　去掉图 2-2-1 中 $1R_1$ 和 $1R_2$ 电阻，再用实验箱中的 $1k\Omega$ 代替 $1R_1$ 位置，得到输入电阻测试电路，如图 2-2-13 所示。

输入 1kHz 正弦信号电压，用数字示波器监测输出信号，确保不失真；再测量此时的信号电压最大值 U_i 和 U_s，将测量和计算结果记于表 2-2-4 中。

6. 输出电阻 r_o 的测量　按图 2-2-1 所示接好电路；输入 1kHz 正弦信号电压，用数字示波器监测输出信号，确保不失真；分别测量输出电压的最大值 U_o(不接负载 $R_L=\infty$) 和 U_{OL}

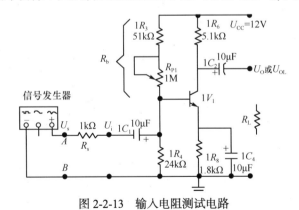

图 2-2-13　输入电阻测试电路

表 2-2-4　输入电阻测试数据记录、计算

实测			实测计算	理论估算
U_i/mV	U_s/mV	$R_s=1k\Omega$	输入电阻 r_i	输入电阻 r_i
			$r_i = \dfrac{U_i}{U_s - U_i}R_s$ =	$r_i=R_B // 1R_4 // r_{be}$ =

(接负载 $R_L = 1R_9 = 5.1\text{k}\Omega$)，将测量和计算结果记于表 2-2-5 中。

表 2-2-5 输出电阻测量数据记录、计算

实测			实测计算	理论估算
U_{oL}/mV	U_o/mV	$R_L = 1R_9 = 5.1\text{k}\Omega$	输出电阻 r_o	输出电阻 r_o
			$r_o = \left(\dfrac{U_O}{U_{OL}} - 1\right)R_L$ $=$	$r_o \approx 1R_6$ $=$

【注意事项】

(1) 实验时接线要认真，相互仔细检查，确定无误才能接通电源。

(2) 实验时应注意观察，若发现有破坏性异常现象(如元件冒烟、发烫或异味)，应立即关断电源；然后，找出原因、排除故障，经指导教师同意再继续实验。

(3) 实验过程中需要改接线时，应关断电源后才能拆、接线。

(4) 为便于测量大、小信号，单级放大电路输入端的示波器探头和输入通道都应设置到×1，测量输出端的示波器应设置到×10。示波器探头应在关断电源时接入和拆除。

(5) 实验结束后，必须关断电源、拔出电源插头，并将仪器、设备、工具、导线等按规定整理好。

【思考题】

(1) 怎样用万用表检查三极管工作在放大区、饱和区和截止区？

(2) 当三极管的静态电流 I_C 偏大或偏小时，输出波形会出现哪种类型的失真？请结合三极管的输出特性曲线进行说明。

(3) 图 2-2-1 中，如果去掉 R_{P1} 是否可以，为什么？

(4) 图 2-2-1 中，如果偏置电阻 R_{P1} 调节过大和过小，会出现什么现象？为什么？

(5) 理论计算的电压放大倍数 A_V 与实测计算的放大倍数 A_V 有偏差，试分析原因。

实验三 互补对称功率放大器

【实验目的】
(1) 掌握 OTL 功率放大器电路结构和工作原理。
(2) 学会 OTL 电路的调试及主要性能指标的测试方法。

【实验器材】
EDS032C 数字示波器一台，UT52 数字万用表一块，DICE-A9 模拟电路实验箱一台。

【实验原理】
在医用电子仪器、设备中，常要求放大电路的末级能推动一定的负载，如心电图机、生理记录仪、影像电子设备放大电路的末级电路，实验中往往要求有较大的输出电压和输出电流，即提供较大的功率，故末级电路一般为功率放大电路。

功率放大电路的有多种类型，按静态工作点在交流负载线上的位置不同，可以分为甲类、甲乙类和乙类三种。按电路组成结构分，主要有互补对称式和变压器耦合推挽式两种，其中用得较多的是互补对称式；互补对称式功率放大电路又分为无输出电容的功率放大器(简称 OCL 互补对称功放)和无输出变压的互补对称功率放大器(简称 OTL 互补对称功放)，它们一般工作于甲乙类工作状态。按功率放大电路是否用集成电路芯片实现来分，可分为集成功率放大电路和分立元件功率放大电路。

为便于详细分析功率放大电路工作原理和性能，本实验采用分立元件实现的 OTL 甲乙类互补对称电路。

1. 实验电路 图 2-3-1 是典型的 OTL 甲乙类低频互补对称电路。

2. 电路工作原理 图 2-3-1OTL 功率放大电路由晶体三极管 V_1 组成推动级，V_2、V_3 是一对参数对称的 NPN 和 PNP 型晶体三极管，组成互补推挽 OTL 功放电路。由于 V_2、V_3 每一个管子都接成射极输出器形式，所以具有输出电阻低、负载能力强等优点，适合作功率输出级。V_1 管工作于甲类状态，其集电极电流 I_{C1} 的一部分流经二极管 D_1、D_2，使

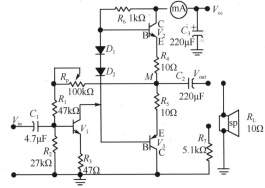

图 2-3-1 OTL 功率放大器实验电路

两个二极管导通，给 V_2、V_3 提供发射结偏压，使 V_2、V_3 得到适合的静态电流而工作于甲乙类状态，以克服交越失真。静态时要求输出端中点 M 的电位 $U_M = 1/2 V_{CC}$，可以通过调节 R_P 来实现。由于 R_P 的一端接在 M 点，所以在电路中引入交、直流电压并联负反馈；一方面能够稳定放大器的静态工作点，同时也改善了非线性失真。

当输入正弦交流信号 V_{in} 时，经 V_1 倒相放大后，同时作用于 V_2、V_3 的基极。V_{in} 的负半周，在 V_1 集电极就是正弦电压正半周，使 V_2 管导通、V_3 管截止，有电流通过负载 R_L，同时向电容 C_2 充电；在 V_{in} 的正半周，在 V_1 集电极就是正弦电压负半周，V_3 导通、V_2 截止，则已充好电的电容器 C_2 起电源的作用，通过负载 R_L 放电，这样在 R_L 上就得到完整的

正弦波。

在实际电路中，通常将电阻 R_6 分解成两个同样阻值的电阻，再在这两个电阻间的连接点与输出端中点 M 之间连接一个电解电容 C 构成自举电路，可以提高输出电压正半周的幅度，使功率放大电路得到大的动态范围。

3. OTL 电路的主要性能指标

(1) 最大不失真输出功率 P_{OM}。理想情况下，甲乙类互补对称推挽功放的最大输出功率是

$$P_{OM} \approx \frac{1}{2} \frac{\left(\dfrac{V_{CC}}{2}\right)^2}{R_L} = \frac{V_{CC}^2}{8R_L}$$

在实验中，可通过示波器测量 R_L 两端的电压最大值，计算出有效值，进而求得实际的最大输出功率 $P_{OM}=V_{out}^2/R_L$。

(2) 效率 η

$$\eta = \frac{P_{OM}}{P_E} \times 100\%$$

其中 P_E 是直流电源供给的平均功率。

理想情况下，效率

$$\eta = \frac{P_{OM}}{P_E} \times 100\% = \left(\frac{V_{CC}^2}{8R_L}\right) / \left(\frac{2}{\pi} \cdot \frac{\dfrac{V_{CC}^2}{4}}{R_L}\right) \times 100\% = \frac{\pi}{4} \times 100\% \approx 78.5\%$$

在实验中，用万用表测量电源供给的平均电流 I_{DC}，从而求出 $P_E=I_{DC} \cdot V_{CC}$；负载上的交流功率计算：先用示波器测量负载交流电压有效值，再用公式 $P_{OM}=V_{out}^2/R_L$ 求出，这样就可以计算实际效率了。

(3) 频率响应。频率响应也称为"频率特性"，是放大器的一个重要指标。它描述了放大器对于不同频率电信号放大率的均匀度。功率放大器是由许多元器件构成的电路，这些元器件有的本身就是电抗元件，有的虽然不是电抗元件但实际上却多少具有电抗成分。从电路分析来看，电抗(包括容抗和感抗)的存在，会使放大器对于信号的不同频率呈现不同的放大能力，结果造成信号放大失真，以及频率上的失真。实际放大器只能保证在一个频率范围内有比较均匀的放大，这个"频率范围"又被称为"通频带"。按照电子电路的通常判断方法，在通频带以外，放大倍数下降到最大值的 0.707 倍(即−3dB)，即低于这个倍数以外的频率部分，认为不是有效的放大。本实验只测量不同频率下的放大倍数，来观测分析功率放大器的频率响应。

(4) 输入灵敏度。输入灵敏度是指输出最大不失真功率时输入信号 V_{in} 之值。

【实验内容与步骤】

用 DICE-A9 模拟电路实验箱中"分立功放电路模块"进行实验，按图 2-3-1 连接好电路。

电源供电支路中串入直流毫安表(电流量程开始置最大，根据测量情况逐级减少)，电位器 RP 置中间位置。给功率末级供电 $V_{CC}=9V$，接通+9V 电源，观察直流毫安表，同时用手触摸输出级管子，若电流过大，或管子温升显著，应立即断开电源检查原因(如电路自激、管子性能不好等)。若无异常现象，则可开始调试。

(1) 静态工作点的调试。在整个测试过程中，接入负载电阻 R_7(5.1kΩ)。

1) 调节电位器 R_P，用直流电压表(红表笔接 M 点，黑表笔接地)测量 M 点电位，使输出端中点电位 $V_M=1/2V_{CC}=4.5\text{V}$。

2) 用实验箱的函数信号波形发生器(最好用专用的数字函数信号波形发生器)中送出 1kHz 正弦电压信号给功率放大器的输入端，观察输出电压 V_{out} 波形是否存在交越失真。调节函数波形发生器输出电压的幅值，使信号逐渐由小变大，观察输出电压 V_{out} 电压波形；由于互补对管 V_2、V_3 工作于甲乙类状态，一般情况下观察到的输出电压波形基本没有交越失真。恢复 $V_{in}=0$，此时直流毫安表读数值为输出级静态电流，一般数值为 5~10mA，如过大，就要检查电路。如果输出波形存在明显的交越失真，可适当调节电位器 R_P，如果不能消除交越失真或中点电压 V_M 偏离 $1/2V_{CC}$ 过大，说明电路中元器件性能不好。

输出级电流调好以后，测量各级静态工作点，记入表 2-3-1。

表 2-3-1 各级静态工作点数据

$I_{C2}=I_{C3}\approx$_____mA $\quad V_{CC}=9\text{V}$, $V_M=4.5\text{V}$			
	三极管 V_1	三极管 V_2	三极管 V_3
U_B/V			
U_C/V			
U_E/V			

(2) 最大输出功率 P_{OM} 和效率 η 的测量。

1) 测量最大输出功率 P_{OM}。函数信号发生器输出频率 $f=1\text{kHz}$ 的正弦信号 V_{in}，送入电路的输入端，用示波器观察输出端电压 V_{out} 波形。逐渐增大 V_{in} 信号的幅度，使输出电压达到最大不失真输出，此时用数字示波器测量负载 R_L 上的最大电压 V_{OM}，则 $P_{OM}=\dfrac{V_{out}^2}{R_L}=\dfrac{V_{OM}^2}{2R_L}$。

2) 测量效率 η。当输出电压为最大不失真输出时，读出此时直流毫安表中的电流值，此电流即为直流电源供给的平均电流 I_{DC}，由此可求得 $P_E=I_{DC}V_{CC}$，再根据上面算得的 P_{OM}，即可求出 $\eta=P_{OM}/P_E$。将有关数据列入表 2-3-2 中。

表 2-3-2 最大输出功率及效率相关数据

$V_{CC}=9\text{V}$				
I_{DC}	P_E	V_{OM}	P_{OM}	效率 η
	$P_E=I_{DC}V_{CC}$ =		$P_{OM}=\dfrac{V_{OM}^2}{2R_L}$ =	$\eta=\dfrac{P_{OM}}{P_E}$ =

(3) 输入灵敏度测量：根据输入灵敏度的定义，只要测出最大不失真输出功率 P_{OM} 时的输入电压值 V_{in} 即可。测量方法：逐渐增大输入正弦交流电压 V_{in}，用数字示波的一个通道观测；同时用数字示波器另一通道观测输出正弦电压 V_{out}，当输出电压 V_{out} 波形刚好发生失真时的输入电压 V_{in} 大小就是输入灵敏度。

(4) 频率响应的测量

1) 测量各频率点的放大倍数。保持输入信号幅度不变(用最大值表示)，改变频率，测量每个频率点对应的输出电压幅度(用最大值)，并计算各个频率点对应的放大倍数

$A_V = \dfrac{V_{out}}{V_{in}}$，记入表 2-3-3 中。

表 2-3-3　不同信号频率下输出电压、放大倍数记录

	$V_{in}=$		mV	$V_{CC}=9V$				
f/Hz	50	100	250	500	1000	2500	5000	10000	20000
V_{out}/mV								
A_V								

注：在测试时，为保证电路的安全，应在较低输入电压信号下进行，通常取输入电压信号为输入灵敏度的50%。在整个测试过程中，应保持 V_{in} 为恒定值，且输出波形不得失真。

2) 绘制频率响应特性曲线。逐点在图 2-3-2 中绘制各频率点对应的放大倍数(放大倍数刻度值自己标出)，并用折线连接，得到功率放大器的频率响应特性曲线。

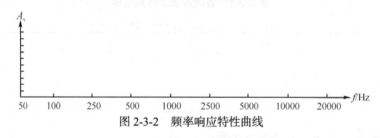

图 2-3-2　频率响应特性曲线

(5) 负载电阻 R_7(5.1kΩ)不变，改变电源电压(选 6V、12V 两挡)重复上述实验，并比较输出功率和效率。

(6) 电源电压 $V_{CC}=9V$ 不变，改变负载电阻(选"8.2Ω　1/2W"电阻、实验箱中的扬声器)，重复上述实验，比较放大器的功耗和效率。

【注意事项】

(1) 在电路连接正确后，才能通电。

(2) 直流电流表是串联在电路中测量，开始时量程应置最大，然后在测量过程中逐步减少量程(确保读数精确)，否则易烧坏电流表。

(3) 用万用表测量电压注意量程；测量某点电位是对地电位，即黑表笔接地，红表笔接被测点。

(4) 通电测量时，不能随意短路，否则烧坏电路。

(5) 示波器探头要在通电之前接好。

(6) 做完实验后，断电后再拆下各种连线。

【思考题】

(1) 功率放大电路常用哪些类型？各有什么特点？

(2) OTL 功率放大电路和 OCL 功率放大电路有什么区别？

(3) 简述 OTL 互补对称功率放大电路的工作原理和性能参数。

(4) 计算本实验电路在各种情况下的最大不失真功率及效率的理论值，与实验结果比较，试分析理论值与实际值存在差异的原因。

(5) 为了使功率放大电路得到较大的动态范围，可以采取什么措施？

(6) 交越失真产生的原因是什么？怎样克服交越失真？

实验四　运算放大器

【实验目的】

(1) 通过实验加深对集成运算放大器工作原理的理解。

(2) 学会用集成运算放大器组成实际应用电路。

(3) 掌握反相比例放大器、同相比例放大器和电压比较器的指标测量方法。

【实验器材】

EDS032C 数字示波器一台，UT52 数字万用表一块，DICE-A9 模拟电路实验箱一台。

【实验原理】

(一) 集成运算放大器基本知识

通用型集成运算放大器的一般组成和符号如图 2-4-1 所示。

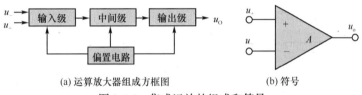

(a) 运算放大器组成方框图　　　　　(b) 符号

图 2-4-1　集成运放的组成和符号

若将集成运放看成一个黑盒子，则可等效为一个双端输入单端输出的高性能差分放大电路。集成运放一般用图 2-4-1(b)符号表示，有同相输入端+(信号从该端输入时，输出与输入同相)和反相输入端-(信号从该端输入时，输出与输入反相)。

由于集成运放有开环差模电压增益 A_{0d} 很大、差模输入电阻 r_{id} 很大、输出电阻 r_0 很小、共模抑制比 K_{CMR} 很大等特点，所以实际集成运放一般当成理想运算放大器，这样就简化了运算放大器应用电路的分析。

1. 集成运放的电压传输特性　如图 2-4-2 所示是集成运算放大器的电压传输特性。

说明：

(1) 线性区。当差模输入信号较小时，输出与输入呈线性关系。由于运放开环差模电压增益很高，所以线性范围很小，一般不超过 0.1mV。

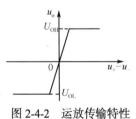

图 2-4-2　运放传输特性

(2) 非线性区。若差模输入信号过大，超出其线性范围时，会导致运放内部的某些晶体管饱和或截止，此时运放的输出电压只有两种情况，要么为正向饱和电压值，要么为负向饱和电压值。

2. 理想运放工作在线性区时的特点

(1) 理想运放的差模输入电压等于零，即"虚短"($u_+ = u_-$)。

运放的两输入端电相位等，如同将两点短路一样，但实际上并未真正被短路，将这种现象称为"虚短"。

(2) 理想运放的输入电流等于零，即"虚断"($i_+ = i_- = 0$)。

运放的输入电流等于 0，如同将两点断开，但实际上并未真正被断开，将这种现象称为"虚断"。

"虚短"和"虚断"是理想运放工作在线性区时的两个重要结论，常作为分析运放应用电路的出发点。

3. 理想运放工作在非线性区时的特点　输入端有虚断，无虚短；输出为正向饱和和负向饱和值。

也就是，$i_+ = i_- = 0$，$u_0 = \begin{cases} U_{OH}, u_+ > u_- \\ U_{OL}, u_+ > u_- \end{cases}$。

在分析运放各种应用电路时，首先必须判断其中运放工作在哪个区域。给运放电路中引入深度负反馈，一般就认为是工作于线性区，当然输入信号不能过大；运放工作在开环状态，就认为工作于非线性区。

(二) 集成运算放大器的应用

对于各种实验集成运放电路，用理想运放模型进行分析、计算，与实际情况非常接近，但可使电路的分析大大地简化。集成运放能组成各种运算放大器，以输入电压为自变量，输出电压为函数；当输入电压变化时，输出电压将按一定的数学规律变化，以反映输入电压的某种运算结果。

通常在运算放大器的输出端和输入端之间加上反馈网络，来实现各种不同的电路功能。当反馈网络为线性电路时，运算放大器可以实现信号放大、加减法等运算；当反馈网络为非线性电路时，可以实现对数等运算功能；在没有反馈网络时，还可以进行波形变换等。

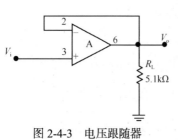

图 2-4-3　电压跟随器

1. 电压跟随器　实验图 2-4-3 是电压跟随器电路。根据理想运算放大器模型，可得 $V_o = V_i$，输出电压与输入电压同相，放大倍数 $A_{VF} \approx 1$。

2. 反相比例放大器　实验图 2-4-4 是反相比例放大器。根据理想运算放大器模型，可得此放大器的电压增益为
$A_{VF} = \dfrac{V_o}{V_i} = -\dfrac{R_f}{R_1}$。可知，输出电压与输入电压的相位是相反的。选用不同的 R_f、R_1 时，可得不同的电压放大倍数 A_{VF}，A_{VF} 可大于 1，也可以小于 1。实际应用中反馈电阻 R_f 不能取得太大，否则产生较大的噪声和漂移，其值一般取几十千欧姆到几百千欧姆。

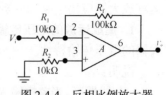

图 2-4-4　反相比例放大器

3. 同相比例放大器　实验图 2-4-5 是同相比例放大器。根据理想运算放大器模型，当运算放大器开环增益足够大时，同相比例放大器闭环增益为 $A_{VF} = \dfrac{V_o}{V_i} = 1 + \dfrac{R_f}{R_1}$，由此可见，$A_{VF}$ 恒大于 1。

若 $R_1 \rightarrow \infty$ 或 $R_f = 0$，则 A_{VF} 为 1，同相比例放大器转变为电压跟随器，电路如图 2-4-3 所示。

4. 电压比较器　图 2-4-6 是反相电压比较器电路。图中运算放大器工作在开环状态下，参考电压 U_R 为 0，加在同相输入端；输入端电压为 V_i，加在运算放大器反相输入端。由于

集成运算放大器的开环电压增益很高，即使输入端输入一个非常微小的差模信号，也会使集成运算放大器工作于饱和区，输出电压达到饱和电压值，接近集成运算放大器的电源电压。

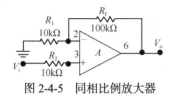
图 2-4-5 同相比例放大器

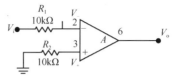
图 2-4-6 反相电压比较器

当 $V_i<0$V 时，$v_-<v_+$，运算放大器输出正饱和电压值+U_{OM}(一般是接近正供电电源电压值)。

当 $V_i>0$V 时，$v_->v_+$，运算放大器输出负饱和电压值–U_{OM}(一般是接近负供电电源电压值)。

【实验内容与步骤】

1. 电压跟随器

(1) 按图 2-4-3 将电压跟随器电路连接好。注意集成运算放大器反相输入端为 2 脚，同相输入端为 3 脚，6 脚为输出脚。实验电源电压为+12V 和–12V。

(2) 调节信号源，使之输出频率为 1kHz，V_{ipp}(输入信号峰峰值)为 1V 的正弦波信号。

(3) 用示波器分别测出运算放大器输入电压峰峰值 V_{ipp} 和输出电压峰峰值 V_{opp}，填入表 2-4-1，并画输入电压 V_i 与输出电压 V_o 波形于图 2-4-7 中(自己绘制刻度、单位)。

表 2-4-1 电压跟随器测量数据表

V_{ipp}	V_{opp}	实测数据的放大倍数 A_{VF}	理论放大倍数 A_{VF}

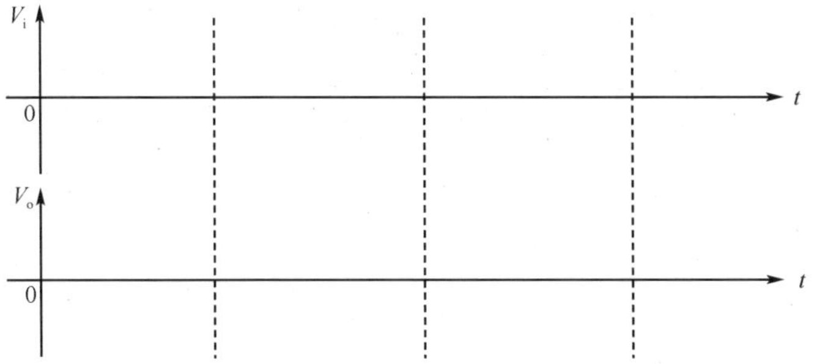

图 2-4-7 电压跟随器输入、输出电压波形

2. 反相比例放大器

(1) 按图 2-4-4 将反相比例放大电路连接好。

(2) 调节信号源，输出频率为 1kHz、V_{ipp}(输入信号峰峰值)不大于 400mV 的正弦波信号。

(3) 用示波器分别测出运算放大器输入电压峰峰值 V_{ipp} 和输出电压峰峰值 V_{opp}，填入表 2-4-2，计算放大倍数 A_{VF}；并画输入电压 V_i 与输出电压 V_o 波形(自己绘制刻度、单位)

于图 2-4-8。

更换 R_f 阻值，重复一次实验。

表 2-4-2 反相比例放大器测量数据表

被测量	V_{ipp}	V_{opp}	实测数据的放大倍数 A_{VF}	理论计算放大倍数 A_{VF}
R_1=10kΩ，R_f=100kΩ			$A_{VF} = \dfrac{V_{opp}}{V_{ipp}} =$	$A_{VF} = \mid -\dfrac{R_f}{R_1} \mid =$
R_1=10kΩ，R_f=200kΩ			$A_{VF} = \dfrac{V_{opp}}{V_{ipp}} =$	$A_{VF} = \mid -\dfrac{R_f}{R_1} \mid =$

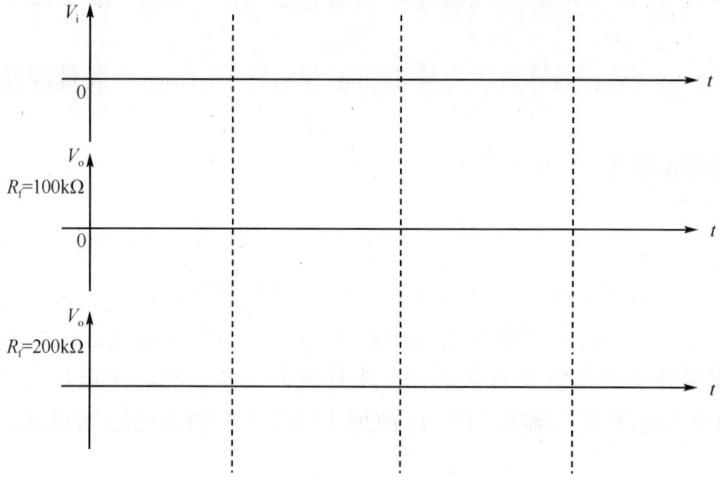

图 2-4-8 反相比例放大器输入、输出电压波形

3. 同相比例放大器

(1) 按图 2-4-5 将同相比例放大电路连接好。

(2) 调节信号源，输出频率为 1kHz、VI_{ipp}(输入信号峰峰值)不大于 400mV 的正弦波信号。

(3) 用示波器分别测出运算放大器输入电压峰峰值 V_{ipp} 和输出电压峰峰值 V_{opp}，填入表 2-4-3，计算放大倍数 A_{VF}；并画输入电压 V_i 与输出电压 V_o 波形于图 2-4-9(自己绘制刻度、单位)。

更换 R_f 阻值，重复一次实验。

表 2-4-3 同相比例放大器测量数据表

被测量	V_{ipp}	V_{opp}	实测数据的放大倍数 A_{VF}	理论计算放大倍数 A_{VF}
R_1=10kΩ，R_f=100kΩ			$A_{VF} = \dfrac{V_{opp}}{V_{ipp}} =$	$A_{VF} = 1 + \dfrac{R_f}{R_1} =$
R_1=10kΩ，R_f=200kΩ			$A_{VF} = \dfrac{V_{opp}}{V_{ipp}} =$	$A_{VF} = 1 + \dfrac{R_f}{R_1} =$

4. 电压比较器

(1) 按图 2-4-6 将电压比较器电路接好。

(2) 调节信号源，输出频率为 1kHz、V_{ipp}(输入信号峰峰值)为 2V 的正弦波信号。

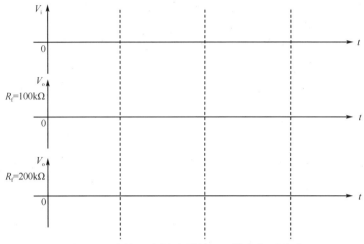

图 2-4-9　同相比例放大器输入、输出电压波形

(3) 用示波器分别测出运算放大器输入电压 V_i 和输出电压 V_o 波形,画于图 2-4-10 中(自己绘制刻度、单位),观察比较。

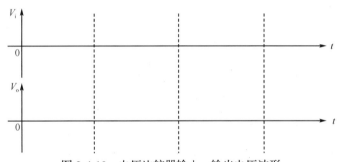

图 2-4-10　电压比较器输入、输出电压波形

【注意事项】

(1) 严禁通电情况下连接和拆除导线。

(2) 实验时切忌将运算放大器输出端短路,否则将会损坏集成块。

(3) 做实验前先对运放调零,若失调电压对输出影响不大,可以不用调零。

(4) 对于比例放大器,输入信号不宜过大,否则会使集成运放工作于非线性区。

(5) 数字示波器探头和输入通道一般都设置到×10。

【思考题】

(1) 理想运算放大器工作于线性区时和非线性区时各有什么特点?

(2) 运算放大器一般在什么条件下工作于线性放大状态和非线性工作状态?

(3) 反相比例放大器和同相比例放大器有什么区别?

(4) 同相、反相比例放大器的理论计算放大倍数与相应实测计算放大倍数 A_{VF} 之间有误差,试简单分析原因。

(5) 电压比较器有过零电压的比较器和具有参考电压的比较器,其基本原理是什么?

实验五 波形发生电路

【实验目的】

(1) 掌握波形发生电路的组成特点。

(2) 掌握波形发生电路的分析方法和工作原理。

(3) 进一步熟悉示波器和万用表的使用。

(4) 了解波形发生器的设计方法。

【实验器材】

EDS032C 数字示波器一台，UT52 数字万用表一块，DICE-A9 模拟电路实验箱一台。

【实验原理】

本实验内容是用非正弦发生器电路来产生波形的，电路一般由电压比较器和具有延迟作用的反馈电路组成。在电压比较器的基础上加入延迟和反馈环节，保证在一定的延迟后，电压比较器的输出可发生周期性跳变，从而产生振荡，输出波形。

1. 方波发生电路　用运算放大器组成方波发生电路，如图 2-5-1 所示。

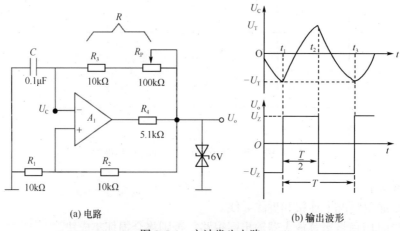

(a) 电路　　　　　　　　　　　(b) 输出波形

图 2-5-1　方波发生电路

说明：

(1) 中运算放大器 A_1 作为电压比较放大器，输出接一个稳压值 U_Z 为 5～6V 的双向稳压管，使输出电压 U_o 等于 $+U_Z$ 或 $-U_Z$。

(2) R_1 和 R_2 构成正反馈支路，R_1 上的反馈电压 U_T 是输出电压 U_o 的一部分，即 $U_T = \pm \dfrac{R_1}{R_1 + R_2} U_Z$，加在同相输入端，作为运算放大器 A_1 的比较参考门限电压。

(3) R_3、R_P 和电容 C 构成负反馈电路，电容两端的电压 U_C 加在反相端，U_C 与 U_T 比较决定运算放大器 A_1 输出电压 U_o 的极性，R_4 是限流电阻。

工作过程：

电路稳定工作后，当 U_o 输出为 U_Z 时，U_o 通过 R 对 C 充电，直到 C 上的电压 U_C 上升到门限电压 U_T，此时输出 U_o 反转为 $-U_Z$，电容 C 通过 R 放电，当 C 上的电压 U_C 下降到门限电压 U_T 时，输出 U_o 再次反转为 U_Z，此过程周而复始，因而输出方波。

分析充放电过程，经计算得波形周期 T 的公式：$T = 2RC\ln\left(1 + \dfrac{2R_1}{R_2}\right)$，频率：$f = \dfrac{1}{T}$。

电路中 $R_1 = R_2 = 10\text{k}\Omega$，$C = 0.1\mu\text{F}$，代入公式计算得：当 $R = 10\text{k}\Omega$ 时，输出方波频率 $f = 455.12\text{Hz}$；当 $R = 110\text{k}\Omega$ 时，输出方波频率 $f = 41.4\text{Hz}$。

2. 占空比可调的矩形波发生电路 图 2-5-2 是占空比可调的矩形波发生电路。

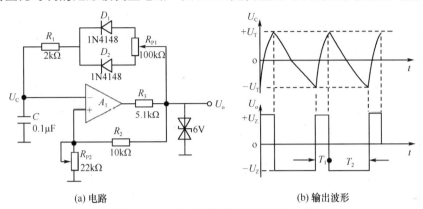

(a) 电路 　　　　　　　　　　(b) 输出波形

图 2-5-2　占空比可调的矩形波发生电路

图 2-5-2 的工作原理与图 2-5-1 相同，但由于两个单向导通二极管 D_1、D_2 的存在，电容 C 充电回路和放电回路的电阻不同，设电位器 R_{PL} 中属于充电回路部分(即 R_{PL} 上半部)的电阻为 R'，电位器 R_{PL} 中属于放电回路部分(即 R_{PL} 下半)的电阻为 R''，如不考虑二极管的单向导通电压，可得周期公式：$T = t_1 + t_2 = (2R_1 + R' + R'')C\ln\left(1 + \dfrac{2R_{P2}}{R_2}\right)$，$f = \dfrac{1}{T}$，占空比 $q = \dfrac{T_1}{T_1 + T_2} = \dfrac{R_1 + R'}{2R_1 + R' + R''}$，调节 $R_{P2} = 10\text{k}\Omega$，由电路中各元件值，可计算出波形频率 $f \approx 87.54\text{Hz}$。

3. 三角波发生电路 图 2-5-3 是三角波发生电路。

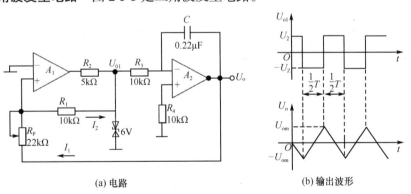

(a) 电路 　　　　　　　　　　(b) 输出波形

图 2-5-3　三角波发生电路

三角波发生电路由正相输入滞回比较器 A_1 与积分电路 A_2(C 为积分电容)两部分组成。

工作原理：电路工作稳定后，$U_{o1} = \pm U_Z(\pm 6\text{V})$。

(1) 当 U_{o1} 为 $-U_Z$ 时，应用叠加原理，可算出集成运放 A_1 同相输入端的电位为

$$U_{+1} = \frac{R_P}{R_P + R_1}(-U_Z) + \frac{R_1}{R_P + R_1}U_o < 0 。$$

比较器 A_1 反相输入端电压 $U_{-1}=0$。在 $U_{o1}=-U_Z$ 期间，电容 C 通过 R_3 进行放电，由于 A_2 同相输入端的电压 $U_{+2}=0$，反相输入端为虚地，于是，电容 C 的放电电流 $I=-\dfrac{U_Z}{R_3}$，为恒定电流，故 A_2 输出电压 U_o 逐渐线性上升，U_{+1} 的电压也随之上升。当 $U_{+1}=U_{-1}=0$ 时，U_{o1} 迅速从 $-U_Z$ 跳变为 $+U_Z$，最大输出电压 $U_{om}=\dfrac{R_P}{R_1}U_Z$。

(2) 当 U_{o1} 为 $+U_Z$ 时，同理，A_1 同相输入端的电位为 $U_{+1}=\dfrac{R_P}{R_P+R_1}(U_Z)+\dfrac{R_1}{R_P+R_1}U_o>0$。在 $U_{o1}=+U_Z$ 期间，$+U_Z$ 通过 R_3 对电容 C 进行恒流充电，充电电流 $I=\dfrac{U_Z}{R_3}$，A_2 的输出电压 U_o 呈线性下降，A_1 同相输入端电压 U_{+1} 也随之下降。当 $U_{+1}=U_{-1}=0$ 时，U_{o1} 又迅速从 $+U_Z$ 跳变为 $-U_Z$，最小输出电压 $-U_{om}=-\dfrac{R_P}{R_1}U_Z$。这样周而复始，$A_2$ 输出端 U_o 就产生了三角波电压。

经计算，该电路的振荡周期为 $T=\dfrac{4R_PR_3C}{R_1}$，$f=\dfrac{1}{T}$。调节 $R_P=10\text{k}\Omega$，计算得振荡频率 $f=113.6\text{Hz}$。

4. 锯齿波发生电路 锯齿波发生电路与三角波发生电路基本相同，如图 2-5-4(a)所示，只是积分电路 A_2 反相输入端的电阻分成两路，并加上了两只二极管 D_1、D_2 以及电位器 R_W，使正负向积分的时间常数大小不等，故两者积分速率明显不同，在 A_2 输出端得到如图 2-5-4(b)所示的锯齿波电压。工作原理与三角波发生电路基本相同。

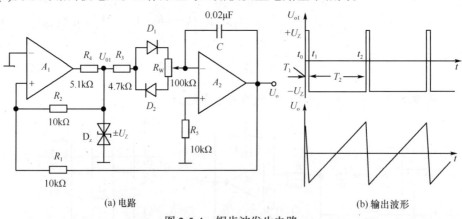

(a) 电路　　　　　　　　　　　　(b) 输出波形

图 2-5-4 锯齿波发生电路

设二极管导通的等效电阻忽略不计，电位器的滑动端移到最上端。当 $U_{o1}=+U_Z(6\text{V})$ 时，D_1 导通，D_2 截止，$+U_Z$ 通过 R_3、D_1 对积分电容器 C 充电，输出电压 U_o 随时间快速线性下降。当 $U_{o1}=-U_Z$ 时，D_1 截止，D_2 导通，电容器 C 通过 R_3、D_2、R_W 进行放电，输出电压 U_o 随时间逐渐上升。由于 $R_W\gg R_3$，使锯齿波上升段持续时间很长，下降段持续时间很短。

经计算，该电路的振荡周期为 $T=T_1+T_2=\dfrac{2R_1(2R_3+R_W)C}{R_2}$；下降段的时间 T_1 与周期 T 之比，即 U_{o1} 矩形波的占空比为 $\dfrac{T_1}{T}=\dfrac{R_3}{2R_3+R_W}$。

调整 R_1、R_2 的阻值可以改变锯齿波的幅值；调整 R_1、R_2、R_3 的阻值及 C 的容量，可以改变振荡周期；而调整电位器滑动头的位置，可以改变 U_{o1} 矩形波的占空比，以及锯齿波上升和下降的斜率。

【实验内容与步骤】

1. 方波发生电路 在 DICE-A9 模拟电路实验箱中，按照图 2-5-1(a)所示连接好电路(注意：元器件编号可以不一致)。用数字示波器测量电容 C 的充放电电压 U_C 波形和输出电压 U_o波形，并测量集成运放 A_1 的同相、反相端和输出端直流电位，以及最后电路输出点的直流电位。

表 2-5-1 R_P=10kΩ 时各点直流电位

A_1 同相端电位	A_1 反相端电位	A_1 输出端电位	电路的输出端电位

(1) 调节 R_P 到最小值，即 R_P=10kΩ 时。

用万用表测量直流电位，记于表 2-5-1。

用数字示波器测量 U_C 和 U_o 波形，记于图 2-5-5(自己标好刻度线、单位)和表 2-5-2 中。

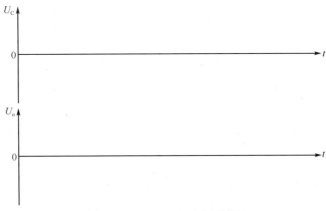

图 2-5-5 R_P=10kΩ 时电压波形

表 2-5-2 R_P=10kΩ 时电压波形周期、频率数据

	电压波形 U_o 的周期 T	电压波形 U_o 的频率 f
理论值	$T = 2RC\ln\left(1+\dfrac{2R_1}{R_2}\right)$ =	
实测值		

(2) 调节 R_P 到最大值，即 R_P=110kΩ 时。

用万用表测量直流电位，记于表 2-5-3。

表 2-5-3 R_P=110kΩ 时各点直流电位

A_1 同相端电位	A_1 反相端电位	A_1 输出端电位	电路的输出端电位

用数字示波器测量 U_C 和 U_o 波形，记于图 2-5-6(自己标好刻度线、单位)和表 2-5-4 中。

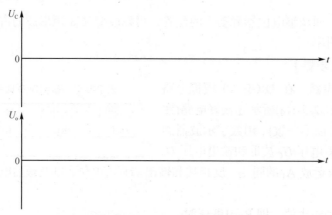

图 2-5-6 $R_P=110k\Omega$ 时电压波形

表 2-5-4 $R_P=110k\Omega$ 时电压波形周期、频率数据

	电压波形 U_o 的周期 T	电压波形 U_o 的频率 f
理论值	$T = 2RC\ln\left(1+\dfrac{2R_1}{R_2}\right)$	
实测值	=	

(3) 调节 R_P，通过数字示波器观察 U_C 和 U_o 波形变化。

2. 占空比可调的矩形波发生电路 在 DICE-A9 模拟电路实验箱中，按照图 2-5-2(a)所示连接好电路(注意：元器件编号可以不一致)。用数字示波器测量电容 C 的充放电电压 U_C 波形和输出电压 U_o 波形。实际实验时，先调节好 R_{P2}，使 $R_{P2}=10k\Omega$，观察输出波形。

(1) 调节 R_{P1}，使其上半电阻 R' 为 0，用数字示波器测量 U_C 和 U_o 波形，记于图 2-5-7(自己标好刻度线、单位)和表 2-5-5 中。

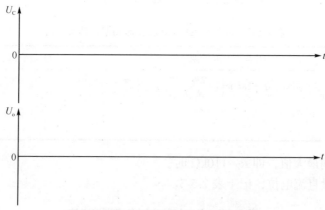

图 2-5-7 R_P 上半电阻为 0 时电压波形

表 2-5-5 R_P 上半电阻为 0 时电压波形周期、频率和占空比数据

	电压波形 U_o 的周期 T	电压波形 U_o 的频率 f	占空比 q
理论值	$T = (2R_1 + R' + R'')C\ln\left(1+\dfrac{2R_{P2}}{R_2}\right)$		$q = \dfrac{R_1 + R'}{2R_1 + R' + R''}$
实测值	=		=

(2) 调节 R_{P1}，使其下半电阻 R'' 为 0，用数字示波器测量 U_C 和 U_o 波形，记于图 2-5-8(自己标好刻度线、单位)和表 2-5-6 中。

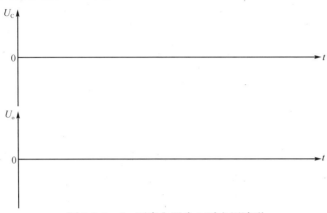

图 2-5-8　R_{P1} 下半电阻为 0 时电压波形

表 2-5-6　R_{P1} 下半电阻为 0 时电压波形周期、频率和占空比数据

	电压波形 U_o 的周期 T	电压波形 U_0 的频率 f	q 占空比
理论值	$T = (2R_1 + R' + R'')C\ln\left(1 + \dfrac{2R_{P2}}{R_2}\right)$		$q = \dfrac{R_1 + R'}{2R_1 + R' + R''}$
	=		=
实测值			

(3) 调节 R_{P1}，通过数字示波器观察 U_C 和 U_o 波形变化。

3. 三角波发生电路　在 DICE-A9 模拟电路实验箱中，按照图 2-5-3(a)所示连接好电路(注意：元器件编号可以不一致)。

(1) 调节 $R_P=10k\Omega$，用数字示波器测量 U_{o1} 和 U_o 电压波形，记于图 2-5-9(自己标好刻度线、单位)和表 2-5-7 中。

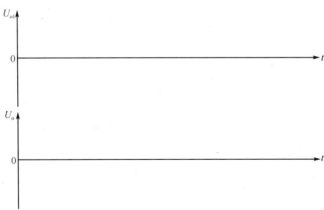

图 2-5-9　$R_P=10\,k\Omega$ 时电压波形

表 2-5-7　$R_P=10\,k\Omega$ 时电压波形周期和频率数据

	电压波形 U_o 的周期 T	电压波形 U_o 的频率 f
理论值	$T = \dfrac{4R_P R_3 C}{R_1}$	$f = \dfrac{1}{T}$
	=	=
实测值		

(2) 适当调节 R_P，通过数字示波器观察 U_{o1} 和 U_o 波形变化。

4. 锯齿波发生电路 在 DICE-A9 模拟电路实验箱中，按照图 2-5-4(a)所示连接好电路(注意：元器件编号可以不一致)。

(1) 调节 R_W，使 R_W 上半部电阻为 0，用数字示波器测量 U_{o1} 和 U_o 电压波形，记于图 2-5-10(自己标好刻度线、单位)和表 2-5-8 中。

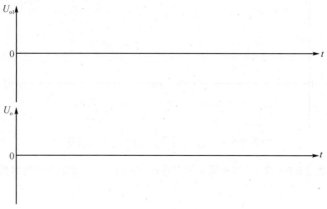

图 2-5-10　R_W 上半部电阻为 0 时电压波形

表 2-5-8　R_W 上半部电阻为 0 时电压波形周期、频率和占空比数据

	电压波形 U_o 的周期 T	电压波形 U_o 的频率 f	占空比 q
理论值	$T = \dfrac{2R_1(2R_3 + R_W)C}{R_2}$ $=$	$f = \dfrac{1}{T}$ $=$	$q = \dfrac{R_3}{2R_3 + R_W}$
实测值			$q = \dfrac{T_1}{T}$ $=$

(2) 调节 R_W，使 R_W 下半部电阻为 0，用数字示波器测量 U_{o1} 和 U_o 电压波形，记于图 2-5-11(自己标好刻度线、单位)和表 2-5-9 中。

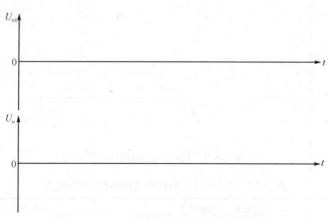

图 2-5-11　R_W 下半部电阻为 0 时电压波形

表 2-5-9 R_W 下半部电阻为 0 时电压波形周期、频率和占空比数据

	电压波形 U_o 的周期 T	电压波形 U_o 的频率 f	占空比 q
理论值	$T = \dfrac{2R_1(2R_3 + R_W)C}{R_2}$ =	$f = \dfrac{1}{T}$ =	$q = \dfrac{R_3}{2R_3 + R_W}$
实测值			$q = \dfrac{T_1}{T}$ =

(3) 适当调节 R_W，通过数字示波器观察 U_{o1} 和 U_o 波形变化。

【注意事项】

(1) 一定要关掉电源后，再连线和拆线。

(2) 实验电路中的编号与模拟实验箱的元件编号可能不一致，一定要按照本实验电路正确接线。

(3) 通电时不能用万用表测量电阻。

(4) 测量某点的直流电位都是对地而言的。

(5) 示波器的地线要接模拟实验箱的 GND，通电之前要接好双通道探头。

【思考题】

(1) 非正弦发生器电路自动产生非正弦信号的基本条件和基本原理是什么？

(2) 矩形波发生电路与占空比可调的矩形波发生电路有什么相同点和不同点？

(3) 三角波发生电路与锯齿波发生电路有什么相同点和不同点？

(4) 占空比可调的矩形波发生电路占空比的调节主要取决于哪些元件？元件大小的变化使占空比怎样变化？如果要改变波形频率，但不改变占空比，一般改变哪些元件参数大小？

(5) 分析 4 个小实验的实际输出波形频率与相应理论计算值产生偏差的原因。

实验六　电　源　电　路

【实验目的】

(1) 熟悉单相半波、全波、桥式整流电路结构和工作原理。

(2) 观察了解整流滤波电容作用。

(3) 掌握串联稳压电路的工作原理。

(4) 学会串联型稳压电源的调试及测量方法。

(5) 掌握集成三端稳压器的特性和使用方法。

(6) 熟悉集成三端稳压电源的典型应用及主要参数测试方法。

【实验器材】

EDS032C 数字示波器一台，UT52 数字万用表一块，DICE-A9 模拟电路实验箱一台。

【实验原理】

(一) 直流稳压电源基本原理

电子设备需要直流电源供电，一般是采用把交流电(市电)转变为直流电的直流稳压电源，其电路组成框图如图 2-6-1 所示，由电源变压器、整流、滤波和稳压电路四部分组成。

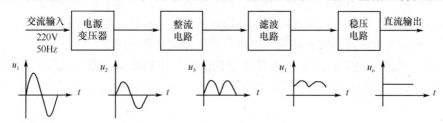

图 2-6-1　直流稳压电源框图

基本工作过程：

电网供给的交流电压 u_1(220V，50Hz)经电源变压器降压后，得到符合电路需要的交流电压 u_2；然后由整流电路变换成方向不变、大小随时间变化的脉动电压 u_3；再用滤波器滤去其交流分量，就可得到比较平直的直流电压 u_4；但这样的直流输出电压，还会随交流电网电压的波动或负载的变动而变化，在对直流供电要求较高的场合，还需要使用稳压电路，输出稳定的直流电压 u_o。

(二) 整流滤波电路

(1) 利用二极管的单向导电作用，可将交流电变为直流电。常用的二极管整流电路有单相半波整流电路和桥式整流电路等。

(2) 在整流电路输出端与负载电阻 R_L 并联一个较大电容 C，构成电容滤波电路。整流电路接入滤波电容后，不仅使输出电压变得平滑、纹波显著减小，同时输出电压的平均值也增大了。

(三) 串联型稳压电源电路

图 2-6-2 是由分立元件组成的串联型稳压电源电路图。由前后两部分组成，前部分为单相桥式整流和电容滤波电路，整流滤波输出电压 V_i。后部分为稳压部分，是串联型稳压

电路，它由调整元件(复合晶体管 V_1 和 V_2)，比较放大器 V_3，取样电路 R_4、R_5、R_P，基准电压 D、R_3 等组成。整个稳压电路是一个具有电压串联负反馈的闭环系统，其稳压过程为：当电网电压波动或负载变动引起输出直流电压 V_o 发生变化时，取样电路取出输出电压的一部分送入比较放大器 V_3 基极，并与基准电压进行比较，产生的误差信号经 V_3 放大后送至复合调整管 V_2 和 V_1 的基极，使调整管 V_1 改变其管压降 V_{CE}，以补偿输出电压的变化，从而达到稳定输出电压 V_o 的目的。

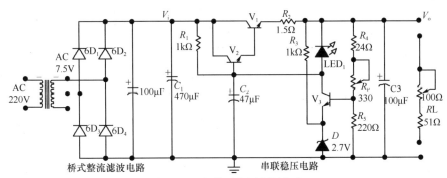

图 2-6-2 串联型稳压电源电路

在稳压电路中，调整管 V_1 与负载串联，流过它的电流与负载电流一样大。R_2 是负载电流取样电阻。当负载过流时，R_2 两端电压较大，于是发光二极管 LED_1 正偏电压就超过其导通电压而发光。因此，LED_1 起负载是否过流的指示作用，即负载正常(不大)时，LED_1 不发光；负载电流过大时，LED_1 发光。

稳压电源的主要性能指标：

(1) 输出电压 V_o 和输出电压调节范围：输出电压：$V_o = \dfrac{R_4 + R_P + R_5}{R_5}(U_Z + U_{BE3})$，其中 U_Z 是参考电压(稳压二极管稳压值)，U_{BE3} 是比较放大管 V_3 发射结电压。调节 R_P 可以改变输出电压 V_0 的范围。

(2) 最大负载电流 I_{0m}。

(3) 输出电阻 r_0：当输入电压 V_i(指稳压电路输入电压)保持不变时，由于负载变化而引起的输出电压变化量与输出电流变化量之比称为输出电阻 r_0，即 $r_0 = \dfrac{\Delta V_o}{\Delta I_o}\bigg|_{V_i=常数}$。

(4) 稳压系数 S_r(电压调整率)：当负载保持不变，输出电压相对变化量与输入电压相对变化量之比称为稳压系数，即 $S_r = \dfrac{\Delta V_o / V_o}{\Delta V_i / V_i}\bigg|_{V_i=常数}$。

工程上常把电网电压波动±10%作为极限条件，因此也有将此时输出电压的相对变化率 $\Delta V_o / V_o$ 作为衡量指标，称为电压调整率。

(5) 纹波电压：输出纹波电压是指在额定负载条件下，输出电压中所含交流分量的有效值(或峰值)。

(四) 78、79 系列三端固定输出集成稳压器

三端固定输出集成稳压器是将功率调整管、误差放大器、取样电路、保护电路等元器

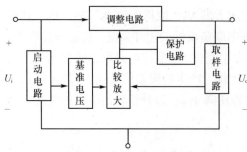

图 2-6-3 内部结构方框图

件做在一块芯片内，构成一个由不稳定输入端、稳定输出端和公共接地端的三脚集成电路。如图 2-6-3 所示是集成三端稳压器内部框图，基本工作原理同分立元件组成的串联型稳压电路。由于这种稳压集成电路只有三个引脚，使用安装方便，保护功能完善，价格低廉，应用广泛。

1. 类型和主要参数 三端固定输出集成稳压器有正输出和负输出两种类型，正输出稳压器有 W78xx 系列，W78Mxx 系列，W78Lxx 系列；负输出稳压器有 W79xx 系列、W79Mxx 系列、W79Lxx 系列，如图 2-6-4 所示是引脚分布图。

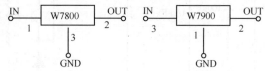

图 2-6-4 78、79 系列三端稳压器引脚分布

最常用的是正输出大电流的 W78xx 系列。xx 表示稳压值，例如：W7806 表示稳定输出电压为 6V，W7812 表示稳定输出电压为 12V。78、79 系列稳压器主要参数见表 2-6-1。

表 2-6-1 稳压器主要参数

类型	型号	最大输出电流/A	峰值输出电流/A	固定输出电压	最高输入电压	最低输入电压	备注
78 系列正输出	W78xx	1.5	3.5	5V、6V	35V	$U_o+2V(U_o<12V$ 时)	功耗超过 1W 时需加散热片，随功耗的增加，散热片的面积、厚度相应增大
	W78Mxx	0.5	1.5	8V、9V		$U_o+3V(U_o>15V$ 时)	
	W78Lxx	0.1	0.2	12V、15V			
				18V、24V			
79 系列负输出	W79xx	−1.5	−3.5	−5V、−6V	−35V	$U_o+(-2V)(|U_o|<12V$ 时)	
	W79Mxx	−0.5	−1.5	−8V、−9V		$U_o+(-3V)(|U_o|>15V$ 时)	
	W79Lxx	−0.1	−0.2	−12V、−15V			
				−18V、−24V			

注：（1）U_o 表示三端稳压器的输出电压。

（2）"最低输入电压"一栏：如 $U_o+2V(U_o<12V$ 时)，表示三端稳压器输出电压 U_o 小于 12V 时，最低输入电压不能低于 U_o+2V；其他类似。

2. 应用电路

(1) 恒压输出电路：78xx 系列和 79xx 系列稳压器最基本的应用如图 2-6-5 所示，其中 (a)为正输出，(b)为负输出，(c)为含降压、整流、滤波电路在内的完整的稳压电路，输出电压为 6V，最大输出电流 1.5A。

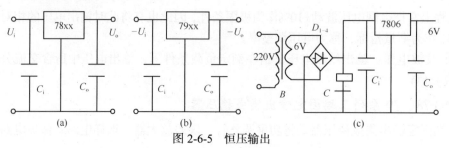

图 2-6-5 恒压输出

(2) 升压电路与降压电路：当实际需要的电压不等于固定输出电压时，可采用提高公共脚电压的办法以升高输出电压或在输出端串联二极管的办法降低输出电压。图 2-6-6(a)(b) 为升压电路，(a)中公共脚不接地，而是接 R_1、R_2 的分压点，U_o 由 R_1、R_2 的比值决定，在实际应用中，R_1、R_2 可以是 5~10kΩ 电位器被中心抽头所分割的值，这样输出电压可 6~30V 连续可调；(b)是用硅二极管的正向压降(小电流时约为 0.6V)抬高公共端电位，以提高输出电压；当升压值较大时，可用合适的稳压管接在公共端。图 2-6-6(c)为降压电路，用三个整流二极管的正向压降可使 7805 稳压块获得 3V 稳压输出。

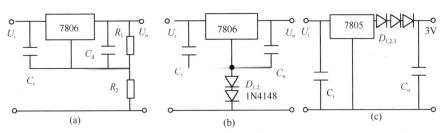

图 2-6-6 升压电路与降压电路

【实验内容与步骤】

(一) 半波整流和桥式整流电路

实验电路如图 2-6-7 和图 2-6-8 所示(图中 R_P 和 R 用实验箱中右侧的 9R_{P2} 和 9R_2)，分别用示波器观察 V_2 和 V_L 的波形，用数字万用表测量 V_2 电压有效值和 V_L 直流电压，并记(画)入表 2-6-2 中(自绘图中刻度、单位)。注意：用数字示波器不能同时测量桥式整流电路中 V_2 和 V_L 的波形，只能分别测量。

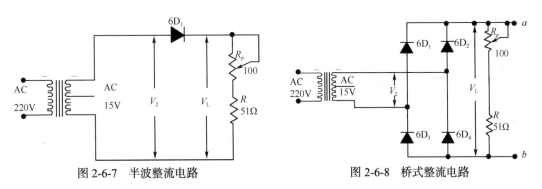

图 2-6-7 半波整流电路 　　　　　 图 2-6-8 桥式整流电路

表 2-6-2 整流电路电压和波形

	V_2	V_L	V_2 波形	V_L 波形
图 2-6-7测量数据				
图 2-6-8测量数据				

(二) 电容滤波电路

实验电路如图 2-6-9 所示。

(1) 用 $100\mu F$ 电容接入电路，R_L 先不接，用示波器观察 V_2 和 V_L 电压波形，用数字电压表测 V_2 的电压有效值和 V_L 的直流电压，并记录在表 2-6-3 中(自绘图中刻度、单位)。

(2) 接上电阻 $R_L=51\Omega$(选用实验箱中右侧的 $9R_2$ 电阻)，重复上述实验。

(3) 接上电阻 $R_L=51\Omega$(选用实验箱中右侧的 $9R_2$ 电阻)，电容 $C=10\mu F$，重复上述实验。

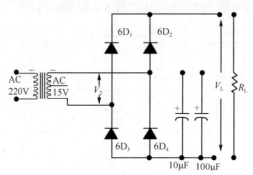

图 2-6-9　电容滤波电路

表 2-6-3　滤波电路电压和波形

	V_2	V_L	V_2 波形	V_L 波形
接入电容 $100\mu F$、不接电阻 R_L				
接入电容 $100\mu F$、接电阻 $R_L=51\Omega$				
接入电容 $10\mu F$、接电阻 $R_L=51\Omega$				

(三) 串联型稳压电路

串联型稳压实验电路如图 2-6-10 所示。

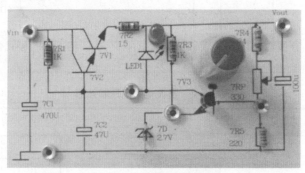

图 2-6-10　串联型稳压电路

1. 静态调试

(1) 不接负载 R_L。

(2) 测量输出电压的调节范围。

将实验箱中+5～27V 直流电源调到 9V，接到 V_{in} 端。调节 $7R_P$，用万用表观察输出电压 V_{out} 的变化情况，记录 V_{out} 的最大值 V_{omax} 和最小值 V_{omin}，列入表 2-6-4 中。

表 2-6-4 输出电压范围

V_{in}/V	V_{omax}/V	V_{omin}/V
9V		

(3) 将实验箱中+5～27V 直流电源调到 9V，接到 V_{in} 端。调节 $7R_P$，使 V_{out}=6V，测量三极管 $7V_1$ 和 $7V_3$ 的直流工作点电压(V_{B1}、V_{E1}、V_{C1}、V_{B3}、V_{E3}、V_{C3})，列入表 2-6-5。

表 2-6-5 三极管各电极电压

V_{B1}/V	V_{E1}/V	V_{C1}/V	V_{B3}/V	V_{E3}/V	V_{C3}/V

2. 动态测量

(1) 测量电源稳压特性：稳压电路空载(R_L 不接)，调节+5～27V 直流电源，模拟电网电压波动±10%；即 V_{in} 由最小值 V_{imin}=8V 变到最大值 V_{imax}=10V，测量输出电压 V_{out} 的变化量 ΔV_{out}。根据 $S_r=\dfrac{\Delta V_{out}/V_{out}}{\Delta V_{in}/V_{in}}$，计算稳压系数 S_r，列入表 2-6-6 中。

表 2-6-6 稳压系数计算

V_{imin}	V_{omin}	V_{imax}	V_{omax}	$\Delta V_{out}=V_{omax}-V_{omin}$	$\Delta V_{in}=V_{imax}-V_{imin}$	V_{in}	V_{out}	$S_r=\dfrac{\Delta V_{out}/V_{out}}{\Delta V_{in}/V_{in}}$
8V		10V			$\Delta V_{in}=10-8$ $=2$	9V	6V	

(2) 测量稳压电源内阻 r_o：稳压电源可等效为一个理想电压源和一个内阻 r_o 的串联。内阻 r_o 的求法：负载电流 I_L 由空载变化到额定值 I_L=100mA 时，测出输出电压 V_{out} 的变化量 ΔV_{out}，$r_o=\dfrac{\Delta V_{out}}{\Delta I_L}\bigg|_{V_{in}=9V}=\dfrac{V_空-V_L}{V_L/R_L}$ (其中，ΔI_L 就是有负载电阻 R_L 时负载电流，$V_空$ 是有负载电阻 R_L 时输出电压，V_L 是负载电阻为 R_L 时的输出电压)。本实验用电阻 R_L=51Ω(近似模拟 100mA 负载电流)，测量过程中保持输入电压 V_{in}=9V 不变。将测试和计算结果列表 2-6-7。

表 2-6-7 稳压电源输出电阻数据

$V_空$	V_L	R_L	$r_o=\dfrac{V_空-V_L}{V_L/R_L}$
		51Ω	

(3) 测量输出纹波电压：将图 2-6-10 串联型稳压电路输入端 V_{in} 连接到图 2-6-2 所示中整流滤波电路输出端 V_i。在串联型稳压电路的输出端接一负载电阻 R_L=51Ω(选用实验箱中右侧的 $9R_2$ 电阻电压)，用示波器观察串联型稳压电源输入电压 V_{in} 中的交流电压分量——U_{IP} 和输出电压 V_{out} 中的交流电压分量——U_{OP}，并绘出波形于图 2-6-11(自绘图中刻度、单位，要求在波形中写出峰值)。

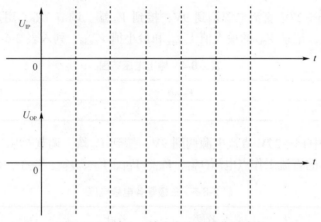

图 2-6-11 输入、输出交流电压分量波形

(四) 集成稳压器应用电路的简单测量

(1) 按图 2-6-12 所示接线，输入电压在 $8\sim12V$ 范围变化时，测量输出电压 $V_{out}=$ _____。

改变输入电压大小，测量能保持稳定输出电压 V_{out} 时的最小输入电压 $V_{in}=$ _____。

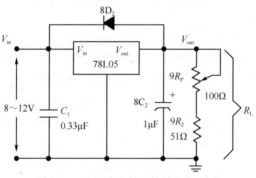

图 2-6-12 三端稳压器简单应用电路

(2) 按图 2-6-13 所示接线，测量输出电压 V_{out}，列入表 2-6-8。

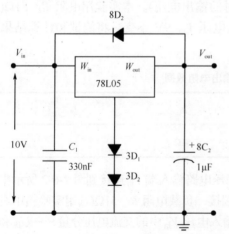

图 2-6-13 二极管升压的三端稳压器应用电路

表 2-6-8 稳压电路输出电压

V_{in}	V_{out} 估算值	V_{out} 实测值
10V		

(3) 按图 2-6-14 所示接线。调节 8RP，测量输出电压 V_{out}，V_{out} 最大值=____；最小值= ____。

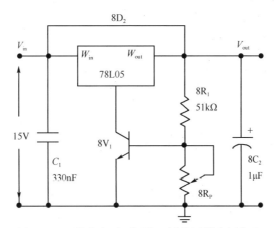

图 2-6-14 输出电压可调的三端稳压器应用电路

【注意事项】

(1) 电源电路工作于大电流高电压，电路稍有出错就可能烧坏，接线要十分小心。

(2) 桥式整流电路输入端和输出端由于没有共用地，不能用数字示波器同时测量输入端和输出端电压波形。

(3) 凡是测量交流电压波形，数字示波器输入通道用交流耦合。

(4) 每次改接电路时，必须切断电源。

(5) 万用表测量交流有效值用交流电压挡，测量直流电压用直流电压挡，选择恰当量程。

【思考题】

(1) 峰峰值为 1V 的正弦波，它的有效值是多少？

(2) 半波整流与桥式全波整流有什么特点？

(3) 在桥式整流电路实验中，如图 2-6-8 所示，能否用数字示波器同时观察 V_2 和 V_L 波形，为什么？

(4) 图 2-6-2 中，电阻 R_2 和发光二极管 LED_1 的作用是什么？(发光二极管正常发光时，正向压降在 1.5～2.1V，正向工作电流在 2～20mA)。

(5) 如果把图 2-6-2 中 R_P 的滑动端向上(或向下)调，U_{B3}、U_{E3}、U_{B2}、U_{E1} 将如何变化？(实验时可以测试一下)。

(6) 78、79 系列集成三端稳压器芯片型号命名规则是什么？试用三个以上例子说明。

实验七 门电路逻辑功能及测试

【实验目的】

(1) 熟悉常用门电路的逻辑功能，掌握测量逻辑功能的方法。

(2) 熟悉 DICE-D8Ⅱ数字电路实验箱的结构和电路布局。

(3) 进一步熟悉数字示波器的使用方法。

【实验器材】

仪器：EDS032C 数字示波器一台，UT52 数字万用表一块，DICE-D8Ⅱ数字电路实验箱一台。

器件：74LS00 二输入端四与非门 2 片，74LS20 四输入端双与非门 1 片，74LS86 二输入端四异或门 1 片，74LS04 六反相器 1 片。

【实验原理】

现在的门电路都已集成，集成逻辑门电路是最简单、最基本的数字集成元件。任何复杂的组合电路和时序电路都可用逻辑门通过适当的组合连接而成。目前已有门类齐全的集成门电路，例如"与门""或门""非门""与非门""异或门""同或门"等。虽然，中、大规模集成电路相继问世，但组成某一系统时，仍少不了各种门电路。因此，掌握逻辑门电路的工作原理，熟练、灵活地使用它们很重要。

图 2-7-1 所示是四种常用的逻辑芯片，这四种芯片都有 16 个引脚，7 脚为接地脚 GND，14 脚为电源供电脚 V_{CC}，其余管脚为输入和输出。

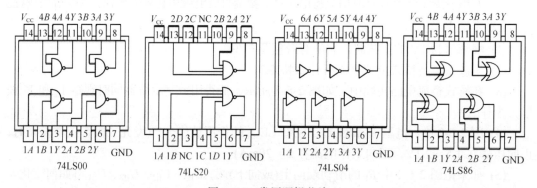

图 2-7-1 常用逻辑芯片

74LS00 是二输入端四与非门芯片，如 1、2、3 脚之间的逻辑表达式为 $1Y = \overline{1A \cdot 1B}$；74LS20 是四输入端双与非门芯片，如 1、2、4、5、6 脚之间的逻辑表达式为 $1Y = \overline{1A \cdot 1B \cdot 1C \cdot 1D}$；74LS04 是六反相器芯片，如 1、2 之间的逻辑表达式为 $1Y = \overline{1A}$；74LS86 是二输入端四异或门芯片，如 1、2、3 脚之间的逻辑表达式为 $1Y = 1A \oplus 1B = 1A \cdot \overline{1B} + \overline{1A} \cdot 1B$。

实际集成电路逻辑芯片管脚的识别方法是：将集成块正面(有字的一面)对准使用者，以凹口的左边或小标志点"·"为起始脚，从下往上按逆时针方向向前数 1，2，3，…，n 脚。使用时，查找集成电路芯片手册即可知各管脚功能。

【实验内容与步骤】

（一）DICE-D8Ⅱ数字电路实验箱

本书使用型号为 DICE-D8Ⅱ的数字电路实验箱，其布局如图 2-7-2 所示。

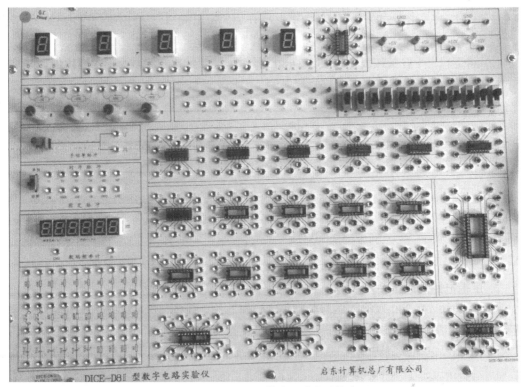

图 2-7-2 DICE-D8Ⅱ数字电路实验箱布局

系统组成：

(1) 电源：交流输入：220V±10%，50Hz；直流输出：±12V/200mA、5V/2A。

(2) 手动单脉冲电路 2 组：可同时输出正、负两个脉冲，脉冲幅值为 TTL 电平。

(3) 连续脉冲，输出为 TTL 电平：固定频率脉冲源：1Hz、1kHz、10kHz、100kHz、1MHz。

(4) 六位高精度数字频率计, 测量范围：0～9.999 9MHz 误差＜1Hz(由 CPLD 芯片设计)。

(5) 逻辑电平的输入与显示：十二位独立逻辑电平开关 K_1～K_{12}：可输出"0""1"电平(为正逻辑)；十位由红色 LED 及驱动电路组成的逻辑电平显示电路 L_1～L_{10}。

(6) 数码管显示：4 位由七八段 LED 数码管组成的 BCD 码译码显示电路；1 位七八段 LED 数码管，引脚全部引出，用于数码管实验。

(7) 时序发生器及启停控制电路。

(8) 8 芯、14 芯、16 芯、20 芯、28 芯等圆孔插座 21 只，可满足各种 IC 芯片。

(9) 各种阻值电位器 4 只。

(10) 常用规格电阻电容 30 只。

（二）基本门电路功能的测试

实验前检查实验箱电源是否正常，然后选择实验用的集成电路，按电路图接线；线接好后，经指导教师检查无误才可通电实验。注意本实验所有芯片的 14 脚接 5V 电源，7 脚接 GND 地。

1. 测试门电路逻辑功能

(1) 用一块双四输入与非门 74LS20 集成逻辑芯片，插入 IC 插座，按图 2-7-3 所示接线，四个输入端接 $K_1 \sim K_4$(实验箱右上角逻辑电平开关的输出插口)，输出端 Y 接 LED 电平指示二极管(实验箱中间靠上部的 $L_1 \sim L_{10}$ 输入插口)中的任意一个。

(2) 将逻辑电平开关按表 2-7-1 的要求状态转换，测出输出逻辑状态值及电压值，并填表。

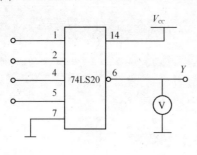

图 2-7-3 双四输入与非门

表 2-7-1 74LS20 真值表和输出电压

输入				输出	
1	2	3	4	Y	电压/V
1	1	1	1		
0	1	1	1		
0	0	1	1		
0	0	0	1		
0	0	0	0		

2. 逻辑电路的逻辑关系

(1) 用两块 74LS00 双输入四与非门集成逻辑芯片，按图 2-7-4 接线，A 端接实验箱中逻辑开关 K_1、B 端接逻辑开关 K_2，输出端 Y 接发光二极管指示输入 L_1。根据表 2-7-2 中的输入测量输出，并填入表中。

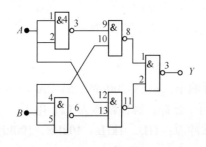

图 2-7-4 两块 74LS00 组成的逻辑电路

表 2-7-2 逻辑电路功能表

输入		输出
A	B	Y
0	0	
0	1	
1	0	
1	1	

(2) 写出逻辑电路的逻辑表达式

逻辑表达式 Y=_____。

3. 利用与非门控制输出 用一块 74LS00 集成逻辑芯片，按图 2-7-5 接线。输入方波 V_i 来自实验箱左侧的 1kHz 方波；S 分别接高、低电平开关(用逻辑开关 K_1)，用数字示波器观察 S 对输出 Y 脉冲的控制作用。

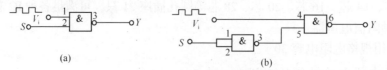

(a)   (b)

图 2-7-5 方波输出控制电路

将图 2-7-5(a)控制波形画于图 2-7-6(a)中；将图 2-7-5(b)控制波形画于图 2-7-6(b)中，图中坐标单位自己写。

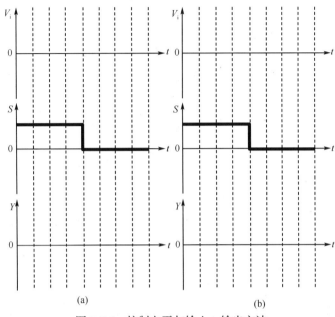

(a)　　　　　　　　　　(b)

图 2-7-6　控制电平与输入、输出方波

4. 异或门逻辑功能测试

(1) 用一块二输入四异或门集成逻辑芯片 74LS86，按图 2-7-7 接线。输入端 1、2、4、5 接逻辑电平开关 K_1、K_2、K_3、K_4 输出插口，输出端 A、B、Y 接电平显示发光二极 管输入插口 L_1、L_2、L_3。

(2) 将逻辑电平开关按表 2-7-3 的状态转换，并用万用表测量电压，将结果填入表中。

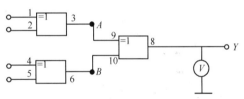

图 2-7-7　二输入四异或门组成的逻辑电路

表 2-7-3　逻辑电路真值表与输出电压

输入				输出			
1	2	3	4	A	B	Y	Y电压/V
0	0	0	0				
1	0	0	0				
1	1	0	0				
1	1	1	0				
1	1	1	1				
0	1	0	1				

5. 逻辑门传输延迟时间的测量　用六反相器 74LS04 逻辑电路按图 2-7-8 所示接线，输入 1MHz 脉冲(来自实验箱左侧固定脉冲单元)。将输入脉冲和输出脉冲分别接入数字示波器 CH1、CH2，观察输入、输出延迟时间。

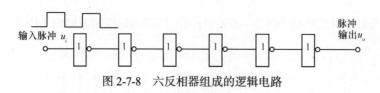

图 2-7-8 六反相器组成的逻辑电路

输入、输出电压波形画于图 2-7-9 中(自绘刻度线、单位)。

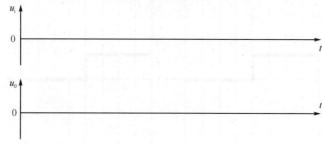

图 2-7-9 输入、输出电压波形

【注意事项】

(1) 集成逻辑芯片引脚插入实验箱中插座时要小心，并且引脚顺序不要接错。

(2) 本实验的集成逻辑芯片第 14 脚要接实验箱的+5V，第 7 脚接实验箱的 GND。

(3) 用导线连接两集成逻辑芯片之间的引脚时，认真核对电路图，不要出错。

(4) 测试电压波形时，数字示波器探头和输入通道都置于×10 挡。

(5) 实验中改动接线须先断开电源，接好后再通电实验。

【思考题】

(1) 怎样判断门电路逻辑功能是否正常？

(2) 与非门电路的一个输入端输入连续脉冲，其余端子应处于什么状态才能允许连续脉冲通过？什么状态时禁止连续脉冲通过？

(3) 异或门和同或门的逻辑功能分别是什么？

(4) 异或门又称可控反相门，为什么？

(5) 试用与非门实现异或门，画出逻辑电路图。

实验八　组合逻辑电路分析与设计

【实验目的】

(1) 掌握组合逻辑电路的分析方法，并验证逻辑功能。

(2) 掌握组合逻辑电路的设计方法，并用已有逻辑电路芯片实现逻辑功能。

【实验器材】

仪器：UT52 数字万用表一块，DICE-D8 Ⅱ数字电路实验箱一台。

器件：二输入端四与非门 74LS00 集成逻辑芯片两块。

【实验原理】

逻辑电路可分为组合逻辑电路和时序逻辑电路两大类。电路在任何时刻，输出状态只决定于同一时刻各输入状态的组合，而与先前状态无关的逻辑电路称为组合逻辑电路。在电路结构上，组合逻辑电路基本是由基本逻辑门电路组成，只有由前级向后级的连线，没有由后级向前级的连线。常见的组合逻辑电路有编码器、译码器、数据选择器、比较器、全加器等。

1. 组合逻辑电路的分析　组合逻辑电路的分析就是找出给定逻辑电路输出和输入之间的关系，从而了解其逻辑功能。一般分析步骤，如图 2-8-1 所示。

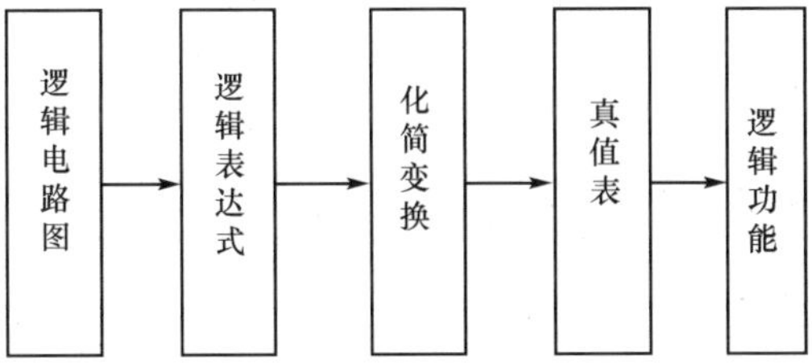

(1) 由逻辑图写出各输出端的逻辑表达式。

(2) 化简和变换各逻辑表达式。

(3) 列出真值表。

图 2-8-1　组合逻辑电路分析步骤

(4) 对真值表进行分析，找出规律，确定电路功能。

2. 组合逻辑电路的设计　组合逻辑电路的设计就是按照具体逻辑命题设计出最简单的组合逻辑电路，设计步骤与分析相反。一般设计步骤如图 2-8-2 所示。

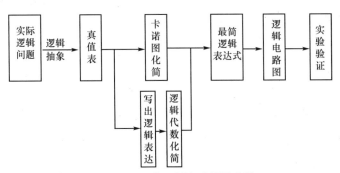

图 2-8-2　组合逻辑电路设计步骤

(1) 分析实际逻辑问题的因果关系，确定输入和输出逻辑变量，进行逻辑状态赋值(如某个逻辑变量 1 表示什么，0 表示什么)。

(2) 根据给定的因果关系，列出真值表。

(3) 如果采用逻辑代数法化简，根据真值表，就要写出逻辑表达式。

(4) 用卡诺图或逻辑代数方法化简, 求出最简单的逻辑表达式。

(5) 根据已有的实际器件, 再变换逻辑表达式; 画出逻辑电路图, 用实际器件构成电路。

(6) 最后, 用实验验证设计的正确性。

【实验内容与步骤】

(一) 组合逻辑电路分析

用两块二输入端四与非门 74LS00 集成逻辑芯片组成图 2-8-3 所示的组合逻辑电路, 测试、分析逻辑功能。

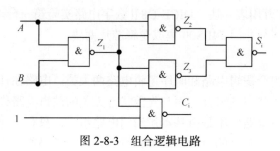

图 2-8-3 组合逻辑电路

(1) 在数字实验箱中搭建好图 2-8-3 所示组合逻辑电路。

搭建方法:

1) 图 2-8-3 左边的四个与非门用图 2-8-4 中的第一块芯片的四个与非门实现; 为便于连线, 实验者自己应给图 2-8-3 中的每个与非门注明实际引脚号。图 2-8-3 最右边的与非门用图 2-8-4 中的第二块芯片的第一个与非门实现; 为便于连线, 应给图 2-8-3 中的这个与非门注明实际引脚号。

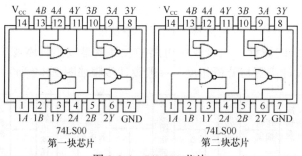

图 2-8-4 74LS00 芯片

2) 两块芯片的第 14 脚都接实验箱的电源 +5V, 第 7 脚 GND 接实验箱的地线; 按图 2-8-3 和第 1) 步的说明连接电路。

(2) A 端、B 端分别连接实验箱的逻辑开关 K_1、K_2 输出插口, 1 端接 +5V 电源 (或逻辑开关 K_3, 置高电平); C_i、S_i 分别连接实验箱的发光二极管 L_1、L_2 输入插口, 通过 LED 的亮、灭来显示逻辑 1 和 0 (LED 亮为高电平, 表示逻辑 1; LED 灭为低电平, 表示逻辑 0)。

(3) 按表 2-8-1 中 A、B 的状态变化, 观察 LED 亮、灭, 判断 C_i、S_i 的高、低电平, 填写真值表。

表 2-8-1　组合逻辑电路真值表

输入		输出			
		理论值		实测值	
A	B	C_i	S_i	C_i	S_i
0	0				
0	1				
1	0				
1	1				

(4) 根据真值表，写出逻辑表达式，并化简。

$C_i=$_____。

$S_i=$_____。

(5) 该逻辑电路的逻辑功能是：_____。

(二) 组合逻辑电路设计

用两片 74LS00 "与非门" 设计一个表决电路。

说明：输入 1 高电平表示举手同意，输入 0 低电平表示反对；输出 Y=1 高电平(LED 亮)表示通过，输出 Y=0 低电平(LED 灭)表示未通过。表决电路的功能是：当四个输入端 A、B、C、D 中有 3 个或 4 个 "1" 时，输出 Y 为 "1"；其他输入情况时，输出 Y 均为 0。

设计步骤如下：

(1) 根据表决器功能，填写真值表 2-8-2。

表 2-8-2　表决器真值表

输入				输出	输入				输出
A	B	C	D	Y	A	B	C	D	Y
0	0	0	0		1	0	0	0	
0	0	0	1		1	0	0	1	
0	0	1	0		1	0	1	0	
0	0	1	1		1	0	1	1	
0	1	0	0		1	1	0	0	
0	1	0	1		1	1	0	1	
0	1	1	0		1	1	1	0	
0	1	1	1		1	1	1	1	

(2) 写出逻辑表达式：由真值表直接写出逻辑表达式 $Y=$_____。

(3) 用卡诺图 2-8-5 或逻辑代数公式法化简。

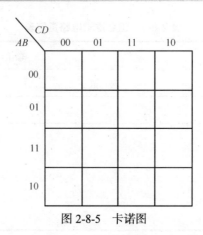

图 2-8-5 卡诺图

(4) 写出用二输入"与非门"实现的逻辑表达式：$Y=$_____。

(5) 画出用 74LS00 二输入端四"与非门"构成的逻辑电路图。

(6) 搭建数字逻辑电路，验证表决功能：在数字实验箱中，用两块 74LS00 芯片实现表决逻辑电路，进行验证。搭建逻辑电路时，表决逻辑电路的输入端 A、B、C、D 分别接实验箱中逻辑开关 K_1、K_2、K_3、K_4；表决结果 Y 接实验箱中发光二极管 L_1(LED 亮表示输出高电平，LED 灭表示低电平)。

【注意事项】

(1) 为方便搭建实验电路，先指定逻辑图中的与非门和芯片中的与非门之间对应关系，并注明逻辑图中的与非门的实际引脚号。

(2) 集成逻辑芯片插入实验箱中插座时要小心，引脚顺序不要接错。

(3) 芯片的 14 脚电源线和 7 脚的地线不要漏接。

(4) 实验前请逐个检测芯片中各门电路是否正常工作，确保用逻辑功能正常的门电路来组成所要求的组合逻辑电路。

(5) 改动接线、拆线须先断开电源。

【思考题】

(1) 写出分析组合逻辑电路一般步骤。

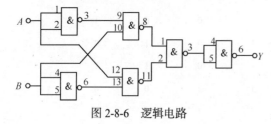

图 2-8-6 逻辑电路

(2) 试分析逻辑电路图 2-8-6 的逻辑功能。

(3) 写出设计组合逻辑电路的一般步骤。

(4) 设计一个奇偶判断电路，若输入变量 A、B、C 中有奇数个 1，输出 $Y=1$，否则 $Y=0$。用 74LS00 芯片构成逻辑电路。

(5) 叙述本次实验的体会。

实验九　译码器、编码器、数码管

【实验目的】

(1) 掌握编码器、译码器和七段数码管的工作原理和特点。

(2) 熟悉常用中规模集成编码器、译码器、七段数码管的逻辑功能和使用方法。

【实验器材】

仪器：DICE-D8Ⅱ数字电路实验箱一台，UT52数字万用表一块。

器件：74HC148芯片一块，74HC147芯片一块，74HC138芯片一块，74HC4511芯片一块。

【实验原理】

1. 编码器　将字母、数字、文字或符号等信息编成一组二进制代码，称为编码。具有编码功能的组合逻辑电路称为编码器。一位二进制代码有0和1两种，可表示2个信息；两位二进制代码有2^2=4种，可表示4个信息；n位二进制代码有2^n种，可表示2^n个信息。要表示的输入信息量越多，编码器输出二进制代码的位数也越多。常用的编码器有普通二进制编码器、二-十进制BCD编码器、二进制优先编码器等。

(1) 普通二进制编码器：若输入信号的个数N与输出变量的位数n满足$N=2^n$，则此电路称为二进制编码器。常用的二进制编码器有4线-2线、8线-3线和16线-4线等。图2-9-1为8线-3线编码器的框图。

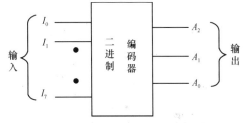

图2-9-1　8线-3线普通二进制编码框图

图中I_0，I_1，…，I_7表示输入信号，A_2，A_1，A_0表示输出信号。任何时刻只对其中一个输入信号进行编码，即输入的信号互相是排斥的。假设输入高电平有效，则任何时刻只允许一个端子为1，其余均为0，正是由于任何时刻只允许一个端子为1，而实际使用时可能出现多个端子同时为0的情况，所以实用中较少使用这种普通二进制编码器。

(2) 二进制优先编码器：当有一个以上的输入端输入有效信号时，普通二进制编码器的输出编码会造成混乱。实际的数字设备中经常出现多输入情况，比如计算机系统中，可能有多台输入设备同时向主机发出中断请求，而主机只接受其中一个输入信号。因此，需要根据事情的轻重缓急，规定好先后顺序，约定好优先级别。为解决这一问题，需采用优先编码器。优先编码器有很多，74HC148芯片是一种常用的8线-3线集成二进制优先编码器，图2-9-2是74HC148二进制优先编码器的引脚排列图和逻辑符号。

$\overline{I_0} \sim \overline{I_7}$是编码器输入端，$\overline{Y_2}$、$\overline{Y_1}$、$\overline{Y_0}$是编码器输出端，输入输出都是低电平有效，输出为反码，$\overline{ST}$是使能输入端，$\overline{Y}_{EX}$、$\overline{Y}_S$是用于扩展功能的输出端。表2-9-1是优先编码器74LS148逻辑功能真值表。

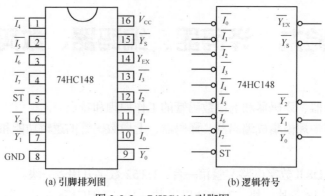

(a) 引脚排列图　　　　(b) 逻辑符号

图 2-9-2　74HC148 引脚图

表 2-9-1　74LS148 优先编码器功能真值表

输入									输出				
$\overline{ST}$	$\overline{I_7}$	$\overline{I_6}$	$\overline{I_5}$	$\overline{I_4}$	$\overline{I_3}$	$\overline{I_2}$	$\overline{I_1}$	$\overline{I_0}$	$\overline{Y_2}$	$\overline{Y_1}$	$\overline{Y_0}$	$\overline{Y_{EX}}$	$\overline{Y_S}$
1	×	×	×	×	×	×	×	×	1	1	1	1	1
0	1	1	1	1	1	1	1	1	1	1	1	1	0
0	0	×	×	×	×	×	×	×	0	0	0	0	1
0	1	0	×	×	×	×	×	×	0	0	1	0	1
0	1	1	0	×	×	×	×	×	0	1	0	0	1
0	1	1	1	0	×	×	×	×	0	1	1	0	1
0	1	1	1	1	0	×	×	×	1	0	0	0	1
0	1	1	1	1	1	0	×	×	1	0	1	0	1
0	1	1	1	1	1	1	0	×	1	1	0	0	1
0	1	1	1	1	1	1	1	0	1	1	1	0	1

使能输入端 $\overline{ST}=0$ 时，编码器才工作；$\overline{ST}=1$ 时编码器不工作，输出 $\overline{Y_2Y_1Y_0}=111$。

8 个输入信号 $\overline{I_0}\sim\overline{I_7}$ 中，$\overline{I_7}$ 为优先级别最高，$\overline{I_0}$ 优先级别最低。即只要 $\overline{I_7}=0$，不管其他输入端是 0 还是 1(表中以×表示)，输出只对 $\overline{I_7}$ 编码，且对应的输出为反码有效，$\overline{Y_2Y_1Y_0}=000$。当 $\overline{I_7}=1$、$\overline{I_6}=0$，其他输入为任意状态时，只对 $\overline{I_6}$ 进行编码，输出 $\overline{Y_2Y_1Y_0}=001$。

$\overline{Y_S}$ 为使能输出端，当 $\overline{ST}=0$ 允许工作时，如果 $\overline{I_0}\sim\overline{I_7}$ 端有信号输入，$\overline{Y_S}=1$；若输入端无信号，$\overline{Y_S}=0$。

$\overline{Y_{EX}}$ 为扩展输出端，当 $\overline{ST}=0$ 时，只要有编码信号，$\overline{Y_{EX}}$ 就是低电平，表示本级工作，且有编码输入。

利用 $\overline{Y_S}$、$\overline{Y_{EX}}$ 两个输出信号，用两片 74LS148 可以实现编码功能扩展。

(3) 二-十进制 BCD 编码器：二-十进制 BCD 编码器是指用四位二进制代码表示一位十进制数(0~9) 的编码电路，也称 10 线- 4 线编码器。图 2-9-3 是二-十进制编码器框图，有 10 个信号输入端和 4 个输出端。

以 8421BCD 码优先编码器芯片 74HC147 为例介绍二-十进制 BCD 编码器。图 2-9-4 所示为 74HC147 引脚排列图及逻辑符号，表 2-9-2 为其功能真值表。

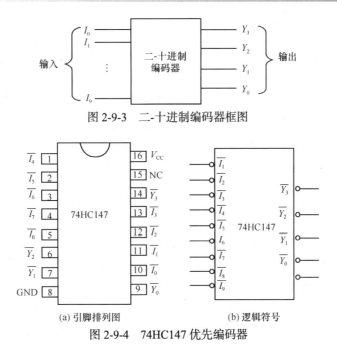

图 2-9-3 二-十进制编码器框图

图 2-9-4 74HC147 优先编码器

(a) 引脚排列图　　　　(b) 逻辑符号

表 2-9-2 74HC147 优先编码器真值表

输入									输出			
$\overline{I_9}$	$\overline{I_8}$	$\overline{I_7}$	$\overline{I_6}$	$\overline{I_5}$	$\overline{I_4}$	$\overline{I_3}$	$\overline{I_2}$	$\overline{I_1}$	$\overline{Y_3}$	$\overline{Y_2}$	$\overline{Y_1}$	$\overline{Y_0}$
1	1	1	1	1	1	1	1	1	1	1	1	1
0	×	×	×	×	×	×	×	×	0	1	1	0
1	0	×	×	×	×	×	×	×	0	1	1	1
1	1	0	×	×	×	×	×	×	1	0	0	0
1	1	1	0	×	×	×	×	×	1	0	0	1
1	1	1	1	0	×	×	×	×	1	0	1	0
1	1	1	1	1	0	×	×	×	1	0	1	1
1	1	1	1	1	1	0	×	×	1	1	0	0
1	1	1	1	1	1	1	0	×	1	1	0	1
1	1	1	1	1	1	1	1	0	1	1	1	0

　　由功能真值表可知，74HC147 编码器由一组四位二进制代码表示一位十进制数。编码器有 9 个输入端 $\overline{I_1} \sim \overline{I_9}$，低电平有效。其中 $\overline{I_9}$ 优先级别最高，$\overline{I_1}$ 优先级别最低。4 个输出端 $\overline{Y_3 Y_2 Y_1 Y_0}$，$\overline{Y_3}$ 为最高位，$\overline{Y_0}$ 为最低位，反码输出。

　　当无信号输入时，9 个输入端都为"1"，则 $\overline{Y_3 Y_2 Y_1 Y_0}$ 输出反码"1111"，即原码为"0000"，表示输入十进制数是 0。当有信号输入时，根据输入信号的优先级别，输出级别最高信号的编码。例如，当 $\overline{I_9}$，$\overline{I_8}$，$\overline{I_7}$ 为"1"，$\overline{I_6}$ 为"0"，其余信号任意时，只对 $\overline{I_6}$ 进行编码，输出 $\overline{Y_3 Y_2 Y_1 Y_0}$ 为"1001"。其余状态依此类推。

　　2. 译码器　译码器是一个多输入、多输出的组合逻辑电路，其作用是把给定的代码进

行 "翻译"，变成相应的状态，使输出通道中相应的一路有信号输出，功能与编码器相反。译码器在数字系统中有广泛的用途，不仅用于代码的转换、终端的数字显示，还用于数据分配，存储器寻址和组合控制信号等。不同的功能可选用不同种类的译码器。

以 3 线-8 线译码器 74HC138 为例进行分析，图 2-9-5(a)、(b)分别为其逻辑图及引脚排列。其中 A_2，A_1，A_0 为地址输入端，$\overline{Y_0} \sim \overline{Y_7}$ 为译码输出端，S_1、$\overline{S_2}$、$\overline{S_3}$ 为使能端。表 2-9-3 为 74HC138 功能真值表。

当 $S_1 = 1$，$\overline{S_2} + \overline{S_3} = 0$ 时，器件使能正常工作，地址码所指定的输出端有信号(为 0)输出，其他所有输出端均无信号(全为 1) 输出。当 $S_1 = 0$，$\overline{S_2} + \overline{S_3} = X$ 时，或 $S_1 = X$，$\overline{S_2} + \overline{S_3} = 1$ 时，译码器被禁止，所有输出同时为 1。

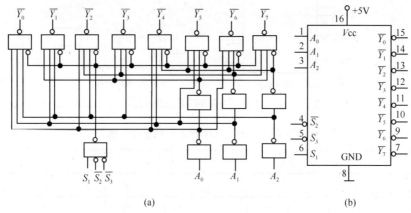

(a)   (b)

图 2-9-5   3 线-8 线译码器 74HC138 逻辑图及引脚排列

表 2-9-3   74HC138 功能真值表

输入					输出							
S_1	$\overline{S_2} + \overline{S_3}$	A_2	A_1	A_0	$\overline{Y_0}$	$\overline{Y_1}$	$\overline{Y_2}$	$\overline{Y_3}$	$\overline{Y_4}$	$\overline{Y_5}$	$\overline{Y_6}$	$\overline{Y_7}$
1	0	0	0	0	0	1	1	1	1	1	1	1
1	0	0	0	1	1	0	1	1	1	1	1	1
1	0	0	1	0	1	1	0	1	1	1	1	1
1	0	0	1	1	1	1	1	0	1	1	1	1
1	0	1	0	0	1	1	1	1	0	1	1	1
1	0	1	0	1	1	1	1	1	1	0	1	1
1	0	1	1	0	1	1	1	1	1	1	0	1
1	0	1	1	1	1	1	1	1	1	1	1	0
0	×	×	×	×	1	1	1	1	1	1	1	1
×	1	×	×	×	1	1	1	1	1	1	1	1

(1) 利用使能端中的一个输入端输入数据，器件就成为一个数据分配器(又称多路分配器)。若在 S_1 端输入数据，$\overline{S_2} = \overline{S_3} = 0$，如图 2-9-6 所示，地址码所对应的输出是 S_1 数据的反码；若从 $\overline{S_2}$ 端输入数据，令 $S_1 = 1$、$\overline{S_3} = 0$，地址码所对应的输出就是 $\overline{S_2}$ 端输入数据的原

码。若使能端输入的数据是时钟脉冲，则数据分配器便成为时钟脉冲分配器。接成多路分配器，可将一个信号源的数据信息传输到不同的地点。

(2) 根据输入地址的不同组合译出唯一地址，故可用作地址译码器。

(3) 二进制译码器还能方便地实现逻辑函数，如图 2-9-7 所示，实现的逻辑函数是

$$Z = \overline{\overline{A}\,\overline{B}\,C} + \overline{\overline{A}\,B\,\overline{C}} + \overline{A\,\overline{B}\,\overline{C}} + \overline{A\,B\,C}$$

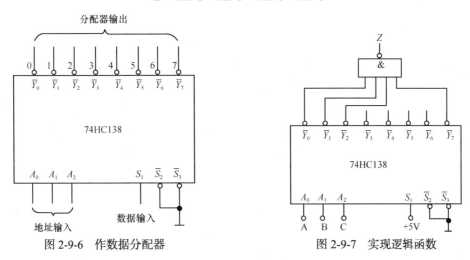

图 2-9-6 作数据分配器　　　　图 2-9-7 实现逻辑函数

(4) 利用使能端能方便地将两个 3 线-8 线译码器组合成一个 4 线-16 线译码器，如图 2-9-8 所示。

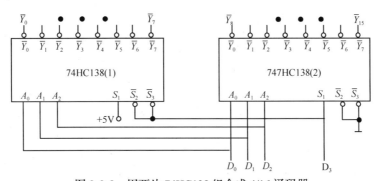

图 2-9-8 用两片 74HC138 组合成 4/16 译码器

3. 数码管和数码显示译码器

(1) 七段发光二极管(LED)数码管：LED 数码管是目前最常用的数字显示器件，图 2-9-9(a)、(b)为共阴极管和共阳极管的电路，(c)为两种不同出线形式的引出脚功能图。

一个 LED 数码管可用来显示一位 0～9 十进制数和一个小数点。小型数码管(如数字 8 为高度为 0.5 英寸、0.36 英寸的数码管，1 英寸=25.4 毫米)每段发光二极管的正向压降，随显示光(通常为红、绿、黄、橙)的颜色不同略有差别，通常约为 2～2.5V，每个发光二极管的点亮电流在 5～10mA。LED 数码管要显示 BCD 码所表示的十进制数字就需要有一个专门的译码器，该译码器不但要完成译码功能，还要有相当的驱动能力。

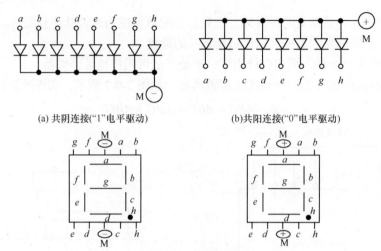

(a) 共阴连接("1"电平驱动)   (b)共阳连接("0"电平驱动)

(c) 符号及引脚功能

图 2-9-9　LED 数码管

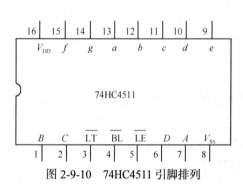

图 2-9-10　74HC4511 引脚排列

(2) BCD 码七段译码驱动器：BCD 码七段译码驱动器型号有 74HC47(共阳)，74HC48(共阴)，74HC4511(共阴)等，本实验采用 74HC4511 芯片，其功能是 BCD 码锁存/七段译码/驱动器，可用于驱动共阴极 LED 数码管，引脚排列如图 2-9-10 所示。

其中，A、B、C、D：四位 BCD 码输入端。

a、b、c、d、e、f、g：译码输出端，输出"1"有效，用来驱动共阴极 LED 数码管。

$\overline{LT}$：测试输入端，$\overline{LT}$ = "0" 时，译码输出全为"1"。

$\overline{BL}$：消隐输入端，$\overline{BI}$ = "0" 时，译码输出全为"0"。

$\overline{LE}$：锁定端，$\overline{LE}$ = "1" 时译码器处于锁定(保持)状态，译码输出保持在 $\overline{LE}$ =0 时的数值，$\overline{LE}$ =0 为正常译码。

表 2-9-4 为 74HC4511 功能真值表。74HC4511 内接有上拉电阻，故只需在输出端与数码管的笔段之间串入限流电阻即可工作。译码器还有拒伪码功能，当输入码超过 1001 时，输出全为"0"，数码管熄灭。

表 2-9-4　74HC4511 功能真值表

输入							输出							
$\overline{LE}$	$\overline{BL}$	$\overline{LT}$	D	C	B	A	a	b	c	d	e	f	g	显示字形
×	×	0	×	×	×	×	1	1	1	1	1	1	1	8
×	0	1	×	×	×	×	0	0	0	0	0	0	0	消隐
0	1	1	0	0	0	0	1	1	1	1	1	1	0	0
0	1	1	0	0	0	1	0	1	1	0	0	0	0	1
0	1	1	0	0	1	0	1	1	0	1	1	0	1	2
0	1	1	0	0	1	1	1	1	1	1	0	0	1	3

续表

输入							输出							
0	1	1	0	1	0	0	0	1	1	0	0	1	1	Ч
0	1	1	0	1	0	1	1	0	1	1	0	1	1	5
0	1	1	0	1	1	0	0	0	1	1	1	1	1	b
0	1	1	0	1	1	1	1	1	1	0	0	0	0	٦
0	1	1	1	0	0	0	1	1	1	1	1	1	1	8
0	1	1	1	0	0	1	1	1	1	0	0	1	1	9
0	1	1	1	0	1	0	0	0	0	0	0	0	0	消隐
0	1	1	1	0	1	1	0	0	0	0	0	0	0	消隐
0	1	1	1	1	0	0	0	0	0	0	0	0	0	消隐
0	1	1	1	1	0	1	0	0	0	0	0	0	0	消隐
0	1	1	1	1	1	0	0	0	0	0	0	0	0	消隐
0	1	1	1	1	1	1	0	0	0	0	0	0	0	消隐
1	1	1	×	×	×	×	锁　　存							锁存

【实验内容与步骤】

1. 二进制优先编码器芯片 74HC148 逻辑功能测试

74HC148 芯片是 8 线-3 线集成二进制优先编码器，参考引脚排列图 2-9-4(a)，在实验箱中的接线如图 2-9-11 所示。16 脚 V_{CC} 接 5V，8 脚 GND 接地；图中 $K_1 \sim K_8$、K_{10} 是实验箱中的逻辑电平开关输入；$L_1 \sim L_5$ 是实验箱中的 LED 输出插座，起指示作用。

拨动逻辑电平开关 $K_1 \sim K_8$、K_{10}，按表 2-9-5 逐项测试 74HC148 逻辑功能，测试数据写入表中。

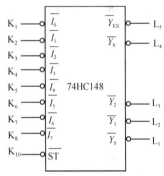

图 2-9-11　74HC148 功能测试连接图

表 2-9-5　二进制优先编码器 74HC148 真值表

输入									输出				
$\overline{ST}$	$\overline{I_7}$	$\overline{I_6}$	$\overline{I_5}$	$\overline{I_4}$	$\overline{I_3}$	$\overline{I_2}$	$\overline{I_1}$	$\overline{I_0}$	$\overline{Y_2}$	$\overline{Y_1}$	$\overline{Y_0}$	$\overline{Y_{EX}}$	$\overline{Y_S}$
1	×	×	×	×	×	×	×	×					
0	1	1	1	1	1	1	1	1					
0	0	×	×	×	×	×	×	×					
0	1	0	×	×	×	×	×	×					
0	1	1	0	×	×	×	×	×					
0	1	1	1	0	×	×	×	×					
0	1	1	1	1	0	×	×	×					
0	1	1	1	1	1	0	×	×					
0	1	1	1	1	1	1	0	×					
0	1	1	1	1	1	1	1	0					

2. BCD 码优先编码器 74HC147 芯片逻辑功能测试

参照图 2-9-4(a)引脚排列图，74HC147 的 16 脚接 5V，8 脚接地 GND，$\overline{I_9} \sim \overline{I_1}$ 分别接实验箱中逻辑电平开关 $K_1 \sim K_9$，$\overline{Y_3} \sim$

$\overline{Y}_0$ 分别接实验箱中发光二极管 $L_1 \sim L_3$，拨动相关逻辑电平开关 $K_1 \sim K_9$，按表 2-9-6 逐项测试 74HC147 的逻辑功能，测试数据写入表中。

表 2-9-6　BCD 码优先编码器 74HC147 真值表

输入									输出			
$\overline{I}_9$	$\overline{I}_8$	$\overline{I}_7$	$\overline{I}_6$	$\overline{I}_5$	$\overline{I}_4$	$\overline{I}_3$	$\overline{I}_2$	$\overline{I}_1$	$\overline{Y}_3$	$\overline{Y}_2$	$\overline{Y}_1$	$\overline{Y}_0$
1	1	1	1	1	1	1	1	1				
0	×	×	×	×	×	×	×	×				
1	0	×	×	×	×	×	×	×				
1	1	0	×	×	×	×	×	×				
1	1	1	0	×	×	×	×	×				
1	1	1	1	0	×	×	×	×				
1	1	1	1	1	0	×	×	×				
1	1	1	1	1	1	0	×	×				
1	1	1	1	1	1	1	0	×				
1	1	1	1	1	1	1	1	0				

3. 译码器芯片 74HC138 逻辑功能测试　将译码器使能端 S1，$\overline{S}_2$，$\overline{S}_3$ 分别接实验箱逻辑电平开关 K_5、K_6、K_7，将地址端 A_2，A_1，A_0 分别接至实验箱逻辑电平开关 K_1、K_2、K_3，八个输出端 $\overline{Y}_7, \cdots, \overline{Y}_0$ 依次连接在实验箱的显示二极管 $L_1 \sim L_8$。拨动相关逻辑电平开关，按表 2-9-7 逐项测试 74HC138 的逻辑功能，测试数据写入表中。

表 2-9-7　译码器 74HC138 真值表

输入					输出							
S_1	$\overline{S}_2 + \overline{S}_3$	A_2	A_1	A_0	$\overline{Y}_0$	$\overline{Y}_1$	$\overline{Y}_2$	$\overline{Y}_3$	$\overline{Y}_4$	$\overline{Y}_5$	$\overline{Y}_6$	$\overline{Y}_7$
1	0	0	0	0								
1	0	0	0	1								
1	0	0	1	0								
1	0	0	1	1								
1	0	1	0	0								
1	0	1	0	1								
1	0	1	1	0								
1	0	1	1	1								
0	×	×	×	×								
×	1	×	×	×								

4. BCD 七段译码/驱动器芯片 74HC4511 与共阴极数码管连接功能测试　74HC4511 与 LED 数码管的实验连接电路如图 2-9-12 所示。

将实验箱上逻辑开关 K_1、K_2、K_3、K_4 的输出分别接至 74HC4511 对应输入口 D、C、B、A，芯片 16 脚接上 +5V 电源和 8 脚接地 GND。拨动相关逻辑电平开关，模拟 D、C、B、A 输入端的 BCD 码输入，按表 2-9-8 逐项测试，验证 74HC4511 和数码管的逻辑功能，测试数据写入表中。

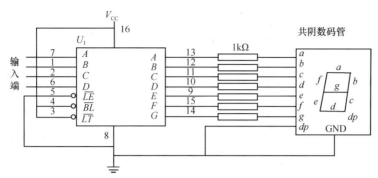

图 2-9-12 74HC4511 驱动一位 LED 数码管

表 2-9-8 74HC4511 芯片驱动数码管测试数据

输入				输出							
D	C	B	A	a	b	c	d	e	f	g	显示字形
0	0	0	0								
0	0	0	1								
0	0	1	0								
0	0	1	1								
0	1	0	0								
0	1	0	1								
0	1	1	0								
0	1	1	1								
1	0	0	0								
1	0	0	1								

【注意事项】

(1) 每做一个小实验前，应关断电源再接导线，并进行检查；实验完成后，应先关电源，再拆导线。

(2) 参照芯片的引脚排列图和实验说明接线，不要接错。

(3) 集成芯片电压供电脚要接实验箱的+5V，地脚 GND 接实验箱的 GND。

(4) 每个小实验的输入电平用逻辑开关实现，输出用显示二极管指示，用万用表电压测试验证电平值。

(5) 每做一个小实验，要经教师核实检查通过。

【思考题】

(1) 普通二进制编码器与优先二进制编码器有什么区别？

(2) 优先二进制编码器与优先 BCD 编码器有什么区别？

(3) 编码器与译码器有什么区别？

(4) 用两片 3 线-8 线译码器 74HC138 组成一个 4 线-16 线译码器，请画出连接图，说明原理。

(5) 七段数码显示器有几种类型？各有何特点？

(6) 列举哪种型号 BCD 译码/驱动芯片能与共阴、共阳极七段数码显示器连接。

实验十 RS、D 和 JK 触发器功能测试

【实验目的】

(1) 熟悉 RS、D、JK 触发器的构成、工作原理和功能测试方法。

(2) 学会正确使用集成触发器芯片。

(3) 了解不同逻辑功能触发器相互转换的方法。

【实验器材】

仪器：EDS032C 数字示波器一台，UT52 数字万用表一块，DICE-D8Ⅱ数字电路实验箱一台。

器件：74LS00 二输入端四与非门芯片 1 块，74LS74 双 D 型触发器芯片 1 块，74LS112 双 J-K 触发器芯片 1 块。

【实验原理】

(一) 触发器的性质

触发器是一种具有记忆功能的二进制信息存储器件，是构成各种时序电路的最基本逻辑单元。触发器的输出端通常标志为 Q，多数集成触发器还有反相输出端 $\bar{Q}$。触发器具有三个基本性质：

(1) 两种稳定状态：触发器有 1 态和 0 态两种稳定状态，$Q=1$ 称为触发器的 1 态；$Q=0$ 称为触发器的 0 态。

(2) 触发：在一定的外加信号作用下，可以从一种稳定状态转变到另一种稳定状态(1→0 或 0→1)，称为触发。

(3) 保持：当外加信号消失后，能将获得的新状态保持下来。

(二) 触发器的分类和工作原理

触发器常有三种分类方法。根据是否需要时钟脉冲，将触发器可以分为两大类：一类是不需时钟脉冲的触发器，称为基本触发器，另一类是必须有时钟脉冲输入的触发器，称为时钟触发器或同步触发器；根据触发器的结构不同可分为：基本触发器、同步触发器、主从触发器、边沿触发器、维持阻塞触发器等类型；根据逻辑功能不同又可分为：RS 触发器、D 触发器、JK 触发器、T 触发器和 T′触发器等类型。

1. 基本 RS 触发器　图 2-10-1 是用与非门组成的基本 RS 触发器电路结构和逻辑符号。

图中 $\bar{S}$ 和 $\bar{R}$ 是控制信号输入端，简称输入端，Q 和 $\bar{Q}$ 是输出端。基本 RS 触发器具有置 0、置 1、保持三种功能。

基本 RS 触发器的逻辑功能如表 2-10-1 所示。表中 Q^n 为触发前的状态(称为初态)，由于触发器状态的变化与 Q^n 有关，所以也将 Q^n 作为一个变量(称为"状态变量")；Q^{n+1} 为触

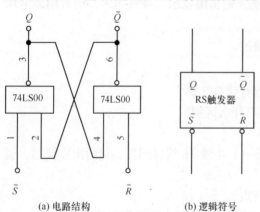

(a) 电路结构　　　(b) 逻辑符号

图 2-10-1　与非门组成的基本 RS 触发器

发后的状态(称为次态)。含有状态变量的真值表称为"触发器的特性表"。

表 2-10-1 逻辑特性真值表

$\bar{S}$	$\bar{R}$	Q^n	Q^{n+1}	$\overline{Q^{n+1}}$
0	0	0	1^*	1^*
0	0	1	1^*	1^*
0	1	0	1	0
0	1	1	1	0
1	0	0	0	1
1	0	1	0	1
1	1	0	0	1
1	1	1	1	0

由表 2-10-1 可知:

(1) 当 $\bar{S}=0$ 且 $\bar{R}=1$ 时,输出端 $Q=1$ $\bar{Q}=0$,这时为置 1 状态。因此,称 $\bar{S}$ 为置 1 端,又称置位端,低电平有效。

(2) 当 $\bar{R}=0$ 且 $\bar{S}=1$ 时,输出端 $Q=0$ $\bar{Q}=1$,这时为置 0 状态。因此,称 $\bar{R}$ 为置 0 端,又称复位端,低电平有效。

总结(1)(2)可知,当 $\bar{S}$ 与 $\bar{R}$ 不同(即相反)时,Q 的状态与 S 相同。

(3) 当 $\bar{S}=\bar{R}=1$ 时,触发器保持原先的 1 或 0 状态不变,这时为保持状态。

(4) 当 $\bar{S}$、$\bar{R}$ 同时输入低电平时(即 $\bar{S}=\bar{R}=0$),$Q=\bar{Q}=1$,不符合 RS 触发器的逻辑状态定义(既不是 0 态也不是 1 态);而且,若 $\bar{S}$、$\bar{R}$ 同时由低电平恢复为高电平,Q 的状态可能为 1,也可能为 0(输出状态不定,取决于两个与非门的传输延迟时间)。这种情况对触发器来说是不允许的,称为禁止状态。

实际应用中,由于机械开关本身的特点,在触点接通和断开的瞬间存在多次接触(抖动)现象,因此由开关直接产生的信号边沿存在许多毛刺,如图 2-10-2 所示,不能用于实验。用单刀双位开关与基本 RS 触发器组成的阶跃信号发生器,可以消除触点抖动所产生的信号毛刺,得到无抖动的上升沿和下降沿。采用 TTL 与非门组成的无抖动开关电路如图 2-10-3 所示,边沿信号由 Q 端输出(如果采用 CMOS 与非门构成电路,则在图中 $\bar{S}$、$\bar{R}$ 端必须加上拉电阻)。

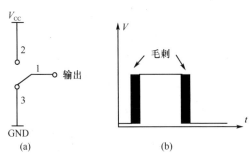

图 2-10-2 机械开关触点抖动造成毛刺

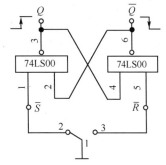

图 2-10-3 基本 RS 触发器组成的无抖动开关

基本 RS 触发器也可以用两个"或非门"组成,此时 R、S 高电平有效。

2. 时钟(同步)触发器 按逻辑功能分，时钟(同步)触发器有 RS 触发器、D 触发器、JK 触发器、T 触发器和 T′触发器等五种。常有两类触发方式：电平触发(高电平触发、低电平触发)和边沿触发(上升沿触发、下降沿触发)。时钟(同步)触发器种类很多，下面介绍几种常用的同步触发器。

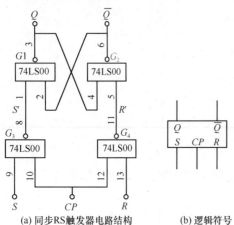

(a) 同步RS触发器电路结构　(b) 逻辑符号

图 2-10-4 同步 RS 触发器

(1) 同步 RS 触发器。图 2-10-4 为高电平触发的同步 RS 触发器的电路结构图。图中 G_1、G_2 组成基本 RS 触发器；G_3、G_4 是同步控制门，S 和 R 是控制信号输入端，CP 是时钟信号端，用于同步控制。

CP 为低电平时，门 G_3、G_4 处于关门状态，G_3、G_4 的输出是高电平，由 G_1 和 G_2 组成的基本 RS 触发器处于保持状态，这时 S、R 端信号的改变不会影响 Q 和 $\bar{Q}$ 端。

当 CP 为高电平(即时钟正脉冲到来)时，G_3、G_4 开门，根据控制信号 S 和 R 的值，使触发器 Q 和 $\bar{Q}$ 端发生相应变化(被触发)，CP=1 时其特性与基本 RS 触发器相同。同步 RS 触发器的特性真值表见表 2-10-2，其特性方程为

$$\begin{cases} Q^{n+1} = S + \bar{R}Q^n \\ SR = 0 \quad (约束条件) \end{cases}$$

表 2-10-2　同步 RS 触发器的特性真值表

CP	S	R	Q^n	Q^{n+1}
0	×	×	×	Q^n
1	0	0	×	Q^n
1	0	1	×	0
1	1	0	×	1
1	1	1	×	1*

注：CP 回到低电平后状态不定。

(2) 边沿 JK 触发器。边沿 JK 触发器内部由许多门电路组成，结构较复杂。图 2-10-5 是下降沿和上升沿触发的 JK 触发器逻辑符号。

J、K 为控制信号输入端，CP 是触发时钟，Q 是状态输出端。

下降沿触发的 JK 触发器特性真值表如表 2-10-3 所示。

由表 2-10-3 可看出下降沿触发的 JK 触发器功能：

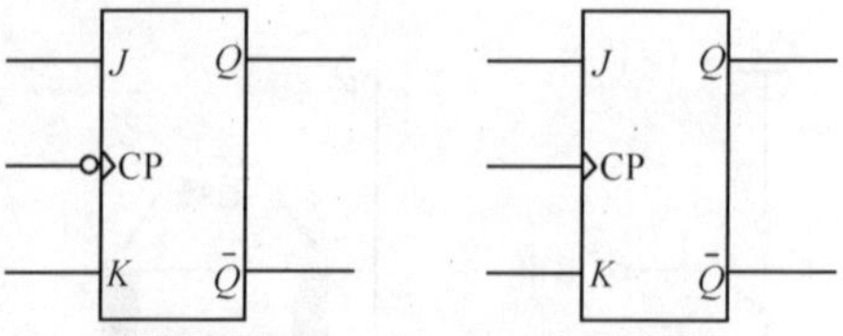

下降沿触发　　　　　上升沿触发

图 2-10-5　边沿 JK 触发器逻辑符号

表 2-10-3　JK 触发器特性真值表

CP	J	K	Q^n	Q^{n+1}
0	×	×	×	Q^n
1	×	×	×	Q^n

续表

CP	J	K	Q^n	Q^{n+1}
↓	0	0	0	0
↓	0	0	1	1
↓	0	1	0	0
↓	0	1	1	0
↓	1	0	0	1
↓	1	0	1	1
↓	1	1	0	1
↓	1	1	1	0

1) CP 下降沿有效(标志为"↓")，只有 CP 由高电平转变为低电平的瞬间，才可使触发器改变状态(触发)。

2) $J=1,\ K=0$，JK 触发器置位，Q=1。

3) $J=0,\ K=1$，JK 触发器复位，Q=0。

4) $J=0,\ K=0$，JK 触发器保持，$Q^{n+1}=Q^n$。

5) $J=1,\ K=1$，JK 触发器翻转，$Q^{n+1}=\overline{Q^n}$。

JK 触发器的特性方程为：$Q^{n+1}=J\overline{Q^n}+\overline{K}Q^n$。

上升沿触发的 JK 触发器特性表与表 2-10-3 一样，只是触发器状态在 CP 上升沿触发。

(3) 边沿 D 触发器。边沿 D 触发器内部由许多门电路组成，结构较复杂。图 2-10-6 是下降沿和上升沿触发的 D 触发器逻辑符号。

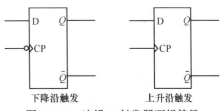

下降沿触发　　　上升沿触发

图 2-10-6　边沿 D 触发器逻辑符号

D 为输入控制端，又称数据输入端，CP 是触发时钟，Q 是状态输出端。下降沿触发的 D 触发器特性真值表如表 2-10-4 所示。

由表 2-10-4 可看出下降沿触发的 D 触发器功能：

表 2-10-4　D 触发器特性真值表

CP	D	Q^n	Q^{n+1}
0	×	×	Q^n
1	×	×	Q^n
↓	0	×	0
↓	1	×	1

1) CP 下降沿有效(标志为"⌐̣"),只有 CP 由高电平转变为低电平的瞬间,才可使触发器改变状态(触发)。

2) $D=0$,$Q^{n+1}=0$。

3) $D=1$,$Q^{n+1}=1$。

D 触发器的特性方程为:$Q^{n+1}=D$。

上升沿触发的 D 触发器特性表与表 2-10-4 一样,只是触发器状态在 CP 上升沿触发。

(4) 边沿 T 和 T′ 触发器。T 触发器是一种只有一个控制端 T、具有保持和反转两种功能的触发器。将 JK 触发器的 J、K 端相连,令 $J=K=T$ 便得到 T 触发器。图 2-10-7 为 T 触发器的逻辑图,表 2-10-5 为其特性真值表。

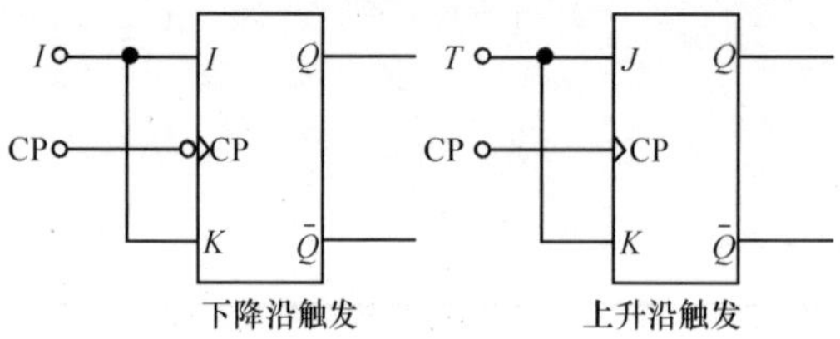

表 2-10-5　T 触发器真值表

CP	T	Q^n	Q^{n+1}
0	×	×	Q^n
1	×	×	Q^n
⌐̣	0	0	0
⌐̣	0	1	1
⌐̣	1	0	1
⌐̣	1	1	0

图 2-10-7　T 触发器逻辑符号

下降沿触发　　上升沿触发

T 触发器的特性方程为:$Q^{n+1}=T\overline{Q^n}+\overline{T}Q^n$。

T 触发器的逻辑功能概括为:$T=0$ 时,$Q^{n+1}=Q^n$,保持;$T=1$ 时,$Q^{n+1}=\overline{Q^n}$,翻转。

如果 T 输入端恒为高电平,T 触发器就成了 T′ 触发器(可以看成是 T 触发器在 $T=1$ 或 JK 触发器在 $J=K=1$ 条件下的特例),它没有控制输入端,因而也没有驱动表。

T′触发器的特性方程为:$Q^{n+1}=\overline{Q^n}$。

【实验内容与步骤】

(一) 基本 RS 触发器逻辑功能测试

用二输入端四与非门芯片 74LS00 组成基本 RS 触发器,测试其逻辑功能。74LS00 集成逻辑芯片引脚分布图参见附录 1。

(1) 将 74LS00 插入实验箱中。按图 2-10-1(a)接线,其中 Q 和 $\overline{Q}$ 分别接两只发光二极管 L_1、L_2 输入插口,芯片第 14 脚接上实验箱的电源+5V,第 7 脚 GND 接实验箱的地线。

(2) $\overline{S}$、$\overline{R}$ 分别接逻辑开关 K_1 和 K_2,按表 2-10-6 中顺序在 $\overline{S}$、$\overline{R}$ 端加信号,观察并记录基本 RS 触发器的 Q、$\overline{Q}$ 端的状态,将结果填入表 2-10-6 中,并说明在上述各种输入状态下,触发器执行的是什么功能?

表 2-10-6　基本 RS 触发器逻辑真值表

$\overline{S}$	$\overline{R}$	Q	$\overline{Q}$	逻辑功能
0	1			
1	1			
1	0			
1	1			

(3) $\bar{S}$ 端分别接低电、高电平(接 K_1, 分别输出低 L、高 H 电平), $\bar{R}$ 端加脉冲(接手动单脉冲∏输出端), 根据实验结果, 分别画出图 2-10-8(a)和(b)中的波形, 并自己写坐标单位。

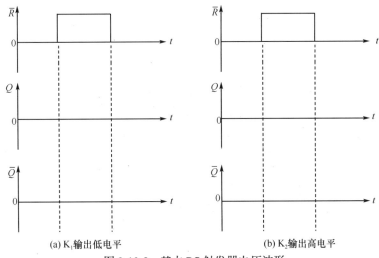

(a) K_1输出低电平　　　　　　　　(b) K_2输出高电平

图 2-10-8　基本 RS 触发器电压波形

(4) 将 $\bar{S}$ 端子和 $\bar{R}$ 端子接在一起, 使 $\bar{S}=\bar{R}=0$ 时, 观察 Q、$\bar{Q}$ 端的状态; 此时, 再使 $\bar{S}$ 、$\bar{R}$ 同时由低电平跳为高电平, 注意观察 Q、$\bar{Q}$ 端的状态; 重复 3~5 次, 看 Q、$\bar{Q}$ 端的状态是否相同, 以正确理解"不定"状态的含义。

(二) 双上升沿 D 触发器 74LS74 芯片逻辑功能测试

74LS74 芯片内含两个相同的 D 触发器, 上升沿触发, 有预置端和清除端(即直接置位端和直接复位端)。芯片引脚排列及内部逻辑结构如图 2-10-9 所示。图中 D 为控制信号端(数据输入端); CK 为时钟信号端, 上升沿有效; PR 是直接置位端、CLR 是直接复位端, 都是低电平有效。实验只测试芯片内部第一个 D 触发器。

(1) 将 74LS74 芯片插入实验箱 IC 空插座中, 按图 2-10-10 所示 D 触发器实验线路接线, 其中 $1D$、$1PR$、$1CLR$ 分别接逻辑开关 K_1、K_2 和 K_3, $1CK$ 接实验箱中的手动单脉冲信号∏。输出端 $1Q$ 和 $1\bar{Q}$ 分别接二极管指示灯 L_1 和 L_2 输入插口。芯片第 14 脚+5V, 第 7 脚 GND 连接实验箱的地线。

(2) 接通电源, 按以下要求验证 D 触发器功能。

1) 直接置 0: 若 $1PR(K_2)=1$, $1CLR(K_3)=0$, 则 $1Q$ 置为 0。此时, 按手动单脉冲按钮, 输入单脉冲(产生上升沿↑), $1Q$ 和 $1\bar{Q}$ 状态应不变; 改变 $1D(K_1)$, $1Q$ 和 $1\bar{Q}$ 仍不变。

2) 直接置 1: 若 $1PR(K_2)=0$, $1CLR(K_3)=1$, 则 $1Q$ 置为 1。此时, 输入单脉冲(产生上升沿↑), $1Q$ 和 $1\bar{Q}$ 状态应不变; 改变 $1D(K_1)$, $1Q$ 和 $1\bar{Q}$ 不变。

3) 置 1 和置 0: 若 $1PR(K_2)=1$, $1CLR(K_3)=1$。若 $1D(K_1)=1$, 输入单脉冲(产生上升沿↑), 则 $1Q$ 置为 1; 若 $1D(K_1)=0$, 输入单脉冲(产生上升沿↑), 则 $1Q$ 置为 0。

整理上述 1)~3) 实验数据, 将结果填入表 2-10-7 中。

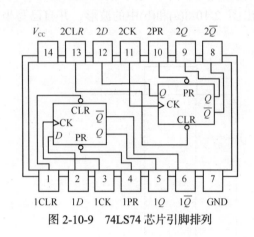

图 2-10-9 74LS74 芯片引脚排列

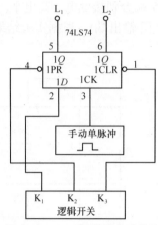

图 2-10-10 D 触发器实验线路

表 2-10-7 D 触发器真值表

1PR	1CLR	1CK	1D	$1Q^n$	$1Q^{n+1}$
0	1	X	X	0	
				1	
1	0	X	X	0	
				1	
1	1	⌐	0	0	
				1	
1	1	⌐	1	0	
				1	

4) 翻转：将 1D 接到 K_1 的导线去掉，而把 $1\bar{Q}$ 和 1D 相连接，1PR=1，1CLR=1，输入(按动)单脉冲，观察 1Q 在脉冲上升沿时翻转，即 $1Q^{n+1}=\overline{1Q^n}$。这时是 T' 触发器功能。

5) 动态测试：将实验箱产生的 1kHz 脉冲信号输入 4) 所连接而成的 T' 触发器 1CK 端，用数字示波器观察 1CK 端和 1Q 端的波形，记录波形于图 2-10-11 中，坐标单位自己写。注意 1CK 信号的有效触发沿。

(三) 双下降沿 JK 触发器 74LS112 芯片逻辑功能测试

74LS112 内含两个相同的 JK 触发器，下降沿触发，有预置和清除端(即直接置位、复位端)。其电路符号和引脚排列如图 2-10-12 所示。图中 J、K 为控制信号端；CK 为时钟信号端，下降沿有效；PR 是直接置位端、CLR 是直接复位端，都是低电平有效。实验只测试芯片内部第一个 JK 触发器。

(1) 将 74LS112 芯片插入实验箱 IC 空插座中，按图 2-10-13 所示 JK 触发器实验线路图接线，其中 1CK 接实验箱的手动单脉冲信号 ⌐，1CLR、1PR、1J、1K 分别接逻辑开关 K_1、K_2、K_3、K_4，芯片第 16 脚 V_{CC} 接+5V，第 8 脚 GND 接实验箱的地线。

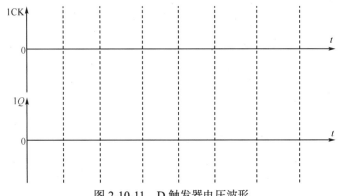

图 2-10-11　D 触发器电压波形

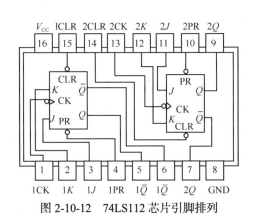

图 2-10-12　74LS112 芯片引脚排列

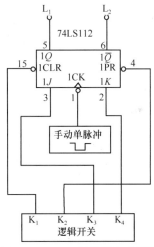

图 2-10-13　JK 触发器实验线路

(2) 接通电源，按以下步骤验证下降沿 JK 触发器功能：

1) 直接置 0：若 1CLR(K_1) =0，1PR(K_2) =1，则 1Q=0。

2) 直接置 1：若 1CLR(K_1) =1，1PR(K_2) =0，则 1Q=1。

3) 置 0：保持 1CLR=1，1PR =1。1J(K_3) =0，1K(K_4) =1，输入单脉冲，则在 1CK 下降沿时，1Q 输出为 0；继续输入单脉冲，1Q 保持 0 不变。

4) 置 1：保持 1CLR=1，1PR =1。1J(K_3) =1，1K(K_4) =0，输入单脉冲，则在 1CK 下降沿时，1Q 输出为 1；继续输入单脉冲，1Q 保持 1 不变。

5) 保持：保持 1CLR=1，1PR =1。1J(K_3) =0，1K(K_4) =0，输入单脉冲，1Q 输出不变，状态保持。

整理上述 1) ～5) 实验数据，将结果填入表 2-10-8 中。

表 2-10-8　JK 触发器真值表

1PR	1CLR	1CK	1J	1K	1Q^n	1Q^{n+1}
0	1	×	×	×	×	
1	0	×	×	×	×	
1	1	↓	0	×	0	
1	1	↓	1	×	0	
1	1	↓	×	0	1	
1	1	↓	×	1	1	

6) 翻转：保持 1CLR=1，1PR=1。将 1J(K$_3$)=1，1K(K$_4$)=1，输入单次脉冲 ⌐，则在 1CK 下降沿时，1Q 输出翻转。1Q^{n+1} = 1$\overline{Q^n}$。连续输入单脉冲，则连续翻转，这时成为 T′触发器。

7) 动态测试：将实验箱产生的 1kHz 脉冲信号输入 6) 所连接而成的 T′触发器 1CK 端，用数字示波器观察 1CK 端和 1Q 端的波形，记录波形于图 2-10-14 中，并写出坐标单位；与 D 触发器接成的 T′触发器输出波形比较。注意：1CK 信号的有效触发沿。

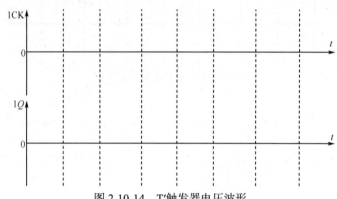

图 2-10-14 T′触发器电压波形

【注意事项】

(1) 将集成电路芯片块插入插座时，先将引脚正确对准插孔位置，然后再插牢，防止芯片引脚弯曲或折断。

(2) 实验测试电路中，没有画出芯片电源引脚、接地引脚，接线时不要忘记。

(3) 接线及改变接线时，必须关闭电源。

(4) 集成电路芯片中不使用的触发器，其置位端、复位端、信号输入端、时钟脉冲输入端、输出端悬空。

(5) 用开关输入 0、1 电平时，要注意开关动作的稳定性和可靠性，避免开关的抖动。

【思考题】

(1) 基本 RS、D 和 JK 触发器各有何特点？

(2) 触发器的记忆功能是什么意思？一个触发器可以存储几位数字？

(3) 如果要存储 8 位二进制数，需要几个触发器？

(4) 用 JK 触发器和用 D 触发器构成的 T′触发器有什么不同？

(5) 触发器的电平触发和边沿触发有什么区别？电平触发、上升沿触发、下降沿触发的同步触发器逻辑符号有什么区别？

(6) 设 D 触发器的初态为 Q^n，将该触发器 $\overline{Q}$ 输出端连接到 D 输入端，当时钟脉冲 CP 到来时，触发器次态 Q^{n+1} 是什么？

(7) 当输入 $J = K = 1$ 时，JK 触发器所具有的功能是什么？

(8) JK 触发器能连接成 D 触发器吗？如能，请画连接图。

实验十一　计数器及其应用

【实验目的】

(1) 掌握常用中规模集成计数器芯片的型号及功能。

(2) 掌握集成计数器芯片的使用及功能测试方法。

(3) 掌握用集成计数器芯片组成任意进制计数器的原理及应用。

【实验器材】

仪器：EDS032C 数字示波器一台，UT52 数字万用表一块，DICE-D8Ⅱ数字电路实验箱一台。

芯片：十进制同步加/减计数器 CC40192(或 74HC192、74LS192) 3 片、四二输入与非门 74HC00(或 CC4011、74LS00)1 片，双四输入与非门 74HC20(或 CC4012、74LS20)1 片。

【实验原理】

计数器是实现计数功能的时序部件，它不仅可用来计脉冲数，还常用作数字系统的定时、分频和执行数字运算，以及其他特定的逻辑功能。

计数器种类很多。按构成计数器的各触发器是否使用同一个时钟脉冲源来分，有同步计数器和异步计数器；按计数制的不同，有二进制计数器、十进制计数器和任意进制计数器；按计数的增减趋势，有加法、减法和可逆计数器；还有可预置数和可编程序功能的计数器等。无论是 TTL 还是 CMOS 集成电路，都有品种齐全的中规模集成计数器，使用者只要借助于器件手册提供的功能表和工作波形图及引出端的排列，就能正确地运用这些器件。

1. 中规模十进制计数器　CC40192(或 74HC192、74LS192) 是同步十进制可逆计数器，具有双时钟输入，并具有清除和置数等功能，其引脚排列及逻辑符号如图 2-11-1 所示。

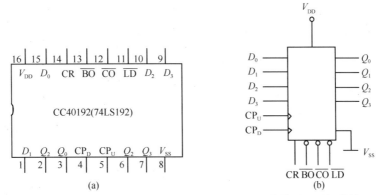

图 2-11-1　CC40192(或 74HC192、74LS192) 引脚排列及逻辑符号

图中：$\overline{LD}$ 为置数端，CP_U 为加计数脉冲端，CP_D 为减计数脉冲端，$\overline{CO}$ 为非同步进位输出端，$\overline{BO}$ 为非同步借位输出端，D_0、D_1、D_2、D_3 为计数器初始数据输入端，Q_0、Q_1、Q_2、Q_3 为数据输出端，CR 为清除端。CC40192(或 74HC192、7LS192) 的功能如表 2-11-1 所示。

表 2-11-1 功能真值表

输入								输出			
CR	$\overline{\text{LD}}$	CP_U	CP_D	D_3	D_2	D_1	D_0	Q_3	Q_2	Q_1	Q_0
1	×	×	×	×	×	×	×	0	0	0	0
0	0	×	×	d	c	b	a	d	c	b	a
0	1	↑	1	×	×	×	×	加计数			
0	1	1	↑	×	×	×	×	减计数			

说明：当清除端 CR 为高电平 "1" 时，计数器直接清零；CR 置低电平则执行其他功能。

当 CR 为低电平，置数端 $\overline{\text{LD}}$ 也为低电平时，初始数据直接从 D_0、D_1、D_2、D_3 端置入计数器。

当 CR 为低电平，$\overline{\text{LD}}$ 为高电平时，执行计数功能。执行加计数时，减计数端 CP_D 接高电平，计数脉冲由 CP_U 输入；在计数脉冲上升沿进行 8421 码十进制加法计数。执行减计数时，加计数端 CP_U 接高电平，计数脉冲由减计数端 CP_D 输入；在计数脉冲上升沿进行 8421 码十进制减法计数。表 2-11-2 为 8421 码十进制加、减计数器的状态转换表。

表 2-11-2 8421 码十进制加、减计数器状态转换表

		加法计数 →									
输入脉冲数		0	1	2	3	4	5	6	7	8	9
输出	Q_3	0	0	0	0	0	0	0	0	1	1
	Q_2	0	0	0	0	1	1	1	1	0	0
	Q_1	0	0	1	1	0	0	1	1	0	0
	Q_0	0	1	0	1	0	1	0	1	0	1
		← 减法计数									

2. 计数器的级联使用 一个十进制计数器只能表示 0~9 十个数，为了扩大计数器范围，常用多个十进制计数器级联使用。同步计数器往往设有进位(或借位)输出端，故可选用其进位(或借位)输出信号驱动下一级计数器。

图 2-11-2 是由 CC40192 利用进位输出 $\overline{\text{CO}}$ 控制高一位的 CP_U 端构成的加数级联图，构成 00~99 加法计数器。

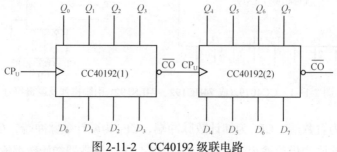

图 2-11-2 CC40192 级联电路

3. 实现任意进制计数

(1) 用复位法获得任意进制计数器。

假定已有 N 进制计数器，而需要得到一个 M 进制计数器时，只要 M<N，用复位法使计数器计数到 M 时置"0"，即获得 M 进制计数器。如图 2-11-3 所示为一个由 CC40192(或 74HC192、74LS192) 十进制计数器接成的 6 进制计数器。

(2) 利用预置功能获得任意进制计数器。

图 2-11-4 为用三个 CC40192(或 74HC192、74LS192) 组成的 421 进制计数器，注意此时 CR 端要接低电平。

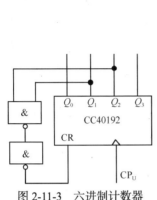

图 2-11-3　六进制计数器

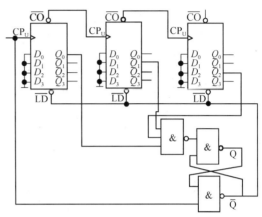

图 2-11-4　421 进制计数器

由三个与非门构成的锁存器可以克服器件计数速度的离散性，保证在反馈置"0"信号作用下计数器可靠置"0"。

图 2-11-5 是一个特殊 12 进制的计数器电路方案。在数字钟里，对时位的计数序列是 1，2，…，11，12，1，…是 12 进制的，且无 0 数。如图所示，当计数到 13(时十位为 1，时个位为 3) 时，通过与非门产生一个置数信号，使 CC40192(2) (时十位)直接置成 0000，而 CC40192(1) (时个位)直接置成 0001，从而实现了 1～12 计数。注意：$\overline{LD}$ 端是异步置数端，所以状态"0001 0011(13)"出现的时间很短。

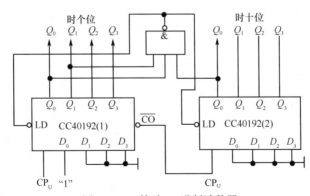

图 2-11-5　特殊 12 进制计数器

【实验内容与步骤】

1. CC40192(或 74HC192、74LS192)同步十进制可逆计数器的逻辑功能测试　74HC192 芯片 16 脚连接 5V，8 脚接地，计数脉冲由手动单脉冲源提供，清除端 CR 接逻辑开关 K_{11}、置数端 $\overline{LD}$ 接逻辑开关 K_{12}、数据输入端 D_3、D_2、D_1、D_0 分别接逻辑开关 K_4、K_3、K_2、K_1，

输出端 Q_3、Q_2、Q_1、Q_0 接数字实验箱的一个译码显示输入端 D、C、B、A；$\overline{CO}$ 和 $\overline{BO}$ 接逻辑电平显示 L_1 和 L_2。按如下步骤操作，判断该集成块的功能是否正常。

(1) 清除。参照表 2-11-3，令 CR=1，其他输入为任意态，这时 $Q_3Q_2Q_1Q_0$=0000，译码数字显示为 0。清除功能完成后，置 CR=0。

表 2-11-3　芯片清除功能验证

输入								输出			
CR	$\overline{LD}$	CP_U	CP_D	D_3	D_2	D_1	D_0	Q_3	Q_2	Q_1	Q_0
1	×	×	×	×	×	×	×	0	0	0	0

(2) 置数。参照表 2-11-4，CR=0，CP_U，CP_D 任意，数据输入端输入任意一组二进制数，令 $\overline{LD}$=0，观察计数译码显示输出，查看预置功能是否完成。此后置 $\overline{LD}$=1。

表 2-11-4　芯片量数功能验证

输入								输出			
CR	$\overline{LD}$	CP_U	CP_D	D_3	D_2	D_1	D_0	Q_3	Q_2	Q_1	Q_0
0	0	×	×	d	c	b	a	d	c	b	a

(3) 加计数。参照表 2-11-5，CR=0，$\overline{LD}$=CP_D=1，CP_U 连接手动单脉冲源 ⌐。清零后送入 10 个单次脉冲，观察译码数字显示是否按 8421 码十进制状态转换表进行，并查看 $\overline{CO}$、$\overline{BO}$ 状态；输出状态变化是否发生在 CP_U 的上升沿。

表 2-11-5　芯片加计数功能验证

输入								输出			
CR	$\overline{LD}$	CP_U	CP_D	D_3	D_2	D_1	D_0	Q_3	Q_2	Q_1	Q_0
0	1	↑	1	×	×	×	×	加计数			

(4) 减计数。参照表 2-11-6，CR=0，$\overline{LD}$=CP_U=1，CP_D 接手动单脉冲源 ⌐。同(3)方法一样进行实验。

表 2-11-6　芯片减计数功能验证

输入								输出			
CR	$\overline{LD}$	CP_U	CP_D	D_3	D_2	D_1	D_0	Q_3	Q_2	Q_1	Q_0
0	1	1	↑	×	×	×	×	减计数			

2. 00-99 递减计数器　按图 2-11-6 所示连接，用两片 CC40192(或 74HC192、74LS192)组成两位十进制减法计数器，输入 1Hz 连续计数脉冲，进行由 00-99 递减计数，观察验证。每个芯片的 16 脚接 5V，8 脚接地；芯片的两组输出 $Q_3Q_2Q_1Q_0$(低位)、$Q_7Q_6Q_5Q_4$(高位)分别接到数字实验箱的两个数码管译码器输入端 D、C、B、A。

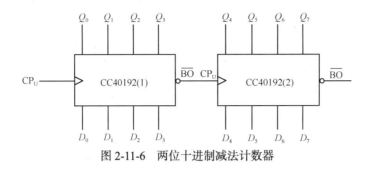

图 2-11-6　两位十进制减法计数器

图中芯片(1) 的 CP_D 接 1Hz 连续计数脉冲源，$CR_1=0$，$\overline{LD_1}=1$，$CP_{U1}=1$，$\overline{BO_1}$ 接芯片(2) 的 CP_{D2}，$CR_2=0$，$\overline{LD_2}=1$，$CR_{U2}=1$，$\overline{BO_2}$ 为借位端。数码显示器数值由 00-99-98-… 开始递减计数。

3. 00-99 加法计数器　按图 2-11-2 所示连接，用两片 CC40192(或 74HC192、74LS192) 组成两位十进制加法计数器，输入 1Hz 连续计数脉冲，进行由 00-99 加法计数，观察验证；数码显示器数值由 00-01-02-… 开始递增。每个芯片的 16 脚接 5V，8 脚接地；芯片的两组输出 $Q_3Q_2Q_1Q_0$(低位)、$Q_7Q_6Q_5Q_4$(高位)分别接到数字实验箱的两个数码管译码器输入端 D、C、B、A。

4. 十二进制的计数器　按图 2-11-5 所示连接，用两片 CC40192(或 74HC192、74LS192) 和一片双四输入与非门 74HC20(或 CC4012、74LS20)组成两位十二进制加法计数器。输入 1Hz 连续计数脉冲，进行由 1-12 加法计数，观察验证；数码显示器数值由 01-02-03-… 开始递增。每个芯片 CC40192(或 74HC192、74LS192) 的 16 脚接 5V，8 脚接地，两组输出 $Q_3Q_2Q_1Q_0$ 接到数字实验箱两个数码管译码电路输入端 D、C、B、A；74HC20(或 CC4012、74LS20)芯片的 14 脚接 5V 电源，7 脚接地。

5. 六进制计数器　按图 2-11-3 所示连接，用一片 CC40192(或 74HC192、74LS192) 和一片四二输入与非门 74HC00(或 CC4011、74LS00)组成一个六进制加法计数器。输入 1Hz 连续计数脉冲，进行由 0-5 加法计数，观察验证；数码显示器数值由 0-1-2-3-4-5-0-1-… 递增显示。

芯片 CC40192(或 74HC192、74LS192) 的 16 脚接 5V，8 脚接地，输出端 $Q_3Q_2Q_1Q_0$ 接到数字实验箱一个数码管译码电路输入端 D、C、B、A；74HC00(或 CC4011、74LS00)芯片的 14 脚接 5V 电源，7 脚接地。

【注意事项】

(1) 连接实验电路时，注意各芯片引脚排列图。芯片 CC40192(或 74HC192、74LS192) 引脚如图 2-11-1 所示，芯片 74HC00 引脚如图 2-11-7 所示，芯片 74HC20 引脚如图 2-11-8 所示。

(2) 连接电路之前，画出具体的实验连线图，以免连线错误。

(3) 一定要关掉电源后，再连线和拆线。

(4) 在连接电路之前,用万用表电阻挡测量每个芯片电源引脚对 GND 引脚之间的电阻,确认芯片内部电源供电电路没有短路。

(5) 芯片电源引脚连接数字实验箱的 5V 电源，GND 引脚连接数字实验箱的地线。

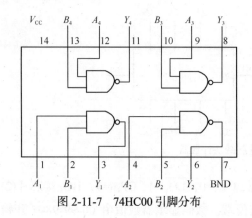

图 2-11-7 74HC00 引脚分布

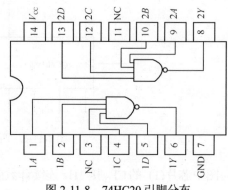

图 2-11-8 74HC20 引脚分布

【思考题】

(1) 什么叫计数器？常有哪些类型？

(2) 什么叫递增计数器？什么叫递减计数器？

(3) 常用中规模集成电路计数器芯片有哪些型号？举出 4 例。

(4) 用 CC40192(或 74HC192、74LS192) 芯片实现任意进制计数器的方法有哪几种？举例说明。

(5) 请用 CC40192(或 74HC192、74LS192) 计数器芯片和与非门芯片 74HC00 实现 60 进制计数器，画出逻辑图。

实验十二　单片机开发演示

【实验目的】

(1) 掌握模拟和数字电路在单片机系统中的应用。

(2) 初步掌握单片机硬件的基本组成和工作过程。

(3) 了解单片机应用系统开发的一般流程。

(4) 了解单片机类型、品牌和应用。

【实验器材】

8 位 PIC 单片机开发系统一套，或 51 单片机开发系统一套。

【单片机基本知识】

(一) 单片机概念

单片机(single chip microcomputer)又称单片嵌入式微控制器(microcontroller unit)，常用英文缩写 MCU 表示；它是采用超大规模集成电路技术，把具有运行程序、处理数据能力的中央处理器 CPU、存储数据的随机存储器 RAM、存储程序的只读存储器 ROM、多种 I/O 接口和中断系统、定时器/计时器等电路，以及各种外设功能模块(如显示驱动电路、脉宽调制电路、模拟多路转换器、A/D 转换器、D/A 转换器等电路)集成到一块硅芯片上，构成的一个小而完善的微型计算机系统。单片机硬件内部组成结构如图 2-12-1 所示。由于 CPU 是用于运行程序、处理数据、控制其他电路，所以，要使单片机正常工作，必须给 CPU 配备恰当的程序，故单片机开发要设计程序。

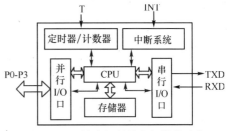

图 2-12-1　单片机硬件内部结构示意
T: 计数脉冲；INT: 中断请求；TXD: 串行发送数据；
RXD: 串行接收数据；P0-P3: 输入/输出端口

单片机内部硬件电路一般是组合逻辑电路、时序逻辑电路等数字逻辑电路，其概念、术语、硬件结构和原理都源自数字电路知识。如果数字电路知识扎实，对复杂的单片机硬件结构和原理就能容易理解。单片机内部及外围电路有许多电阻、电容、电感、二极管、三极管、场效应管等基本元器件，通常还有模/数转换器(A/D)或数/模转换器(D/A)，故模拟电路技术是重要的基础知识。

(二) 单片机分类

(1) 按一次处理数据的位数(机器字长)来分，可分为 4 位(很少用)、8 位、16 位和 32 位单片机。

(2) 按内部总线形式来分，可分为复杂指令集计算机 CISC 结构的单片机和精减指令集计算机 RISC 结构的单片机。CISC 结构的单片机数据线和指令线分时复用，称为冯·诺伊曼结构；RISC 结构的单片机数据线和指令线分离，具有所谓哈佛(Harvard)结构。

(3) 按内核来分，一般分为 51 单片机、AVR 单片机、PIC 单片机、MSP430 单片机、HT 单片机、ARM 单片机等。生产 51 内核单片机的厂家就有很多，如 Philips、三星、SST、Atmel、STC、Winbond(华帮)；ATMEL 8 位单片机有 AT89、AT90 两个系列，AT89 系列是 8 位 51 单片机；AT90 系列单片机是增强 RISC 结构，也叫 AVR 单片机。ARM 内核的 32

位单片机是指以 ARM 公司设计为核心的 32 位 RISC 嵌入式 CPU 芯片的单片机。

(三) 单片机硬件结构和基本工作原理

单片机内部一般有两种存储器，一种是用于保存程序代码的程序存储器 ROM，另一种是用于保存执行程序的中间结果和过程数据的数据存储器 RAM。单片机在工作的时候，CPU 要访问这两种存储器。在不同的单片机内核结构中，CPU、程序存储器和数据存储器三者之间的关系是不同的。

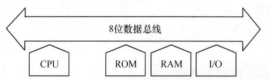

图 2-12-2　基本"冯·诺依曼"结构的单片机内部构成

1. 基于"冯·诺依曼"结构的 51 单片机　以 8 位"冯·诺依曼"结构的 51 单片机为例，如图 2-12-2 所示，其典型特点是程序存储器和数据存储器都挂接在同一条 8 位的数据总线上，CPU 使用这条 8 位总线来对两种存储器进行访问。

这种内核结构的单片机在访问程序存储器和数据存储器时，只能通过同一条 8 位总线来完成，在同一时间里，要么从程序存储器中存取指令，要么从数据存储器中存取数据，这样就难免出现总线竞争的情况，使数据流量受到限制，从而影响单片机的工作效率。

图 2-12-3 和图 2-12-4 分别是 8051 型号的 51 单片机芯片的 DIP 封装图和内部组成框图。

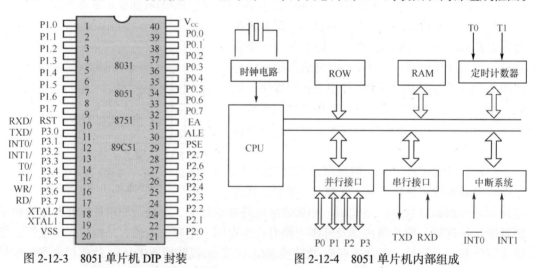

图 2-12-3　8051 单片机 DIP 封装　　　　图 2-12-4　8051 单片机内部组成

2. 采用"哈佛"结构的 PIC 单片机　以 8 位"哈佛"结构的 PIC 单片机为例，如图 2-12-5 所示。这种内核结构的典型特点就是程序存储器和数据存储器有各自独立的总线，CPU 对数据存储器的访问是通过 8 位的数据总线来完成的，而对程序存储器的访问则是通过独立的指令总线来完成的。

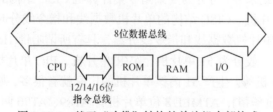

图 2-12-5　基于"哈佛"结构的单片机内部构成

　　基于"哈佛"结构的单片机内部有两条独立的总线，CPU 在同一时间内，既可以访问数据存储器，又可以访问程序存储器，这样就增加了双倍的数据流量。另外，由于数据总线和指令总线互相独立，二者的宽度也可以不同。因此，"哈佛"结构是较先进的总线结构。

（四）单片机应用系统

单片机应用系统包括硬件和软件(程序)两大部分，如图 2-12-6 所示。

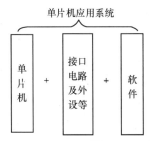

说明：

　　单片机应用系统由硬件和软件组成。

(1) 硬件是应用系统的基础。
(2) 软件是在硬件的基础上对硬件资源进行合理调配和使用，从而完成应用系统所要求的任务。
硬件和软件相互依赖，缺一不可。

图 2-12-6　单片机应用系统组成

　　(1) 单片机开发就是开发一个具有实际应用价值的单片机应用系统，包括硬件电路设计(单片机选用和外围电路设计)和软件设计。

　　(2) 软件设计就是采用编程语言设计程序。程序设计语言有汇编语言和 C 语言，目前一般采用 C 语言来编程。C 语言程序有三种基本结构：顺利结构、分支结构和循环结构；任何 C 语言程序可由这三种基本结构组成。

（五）单片机的应用

　　单片机广泛应用于仪器仪表、家用电器、医用设备、航空航天、专用设备的智能化管理及过程控制等领域；尤其用于现代智能医用检测、诊断和治疗设备，例如医用呼吸机、各种分析仪、监护仪、超声诊断设备，以及病床呼叫系统等。

（六）学习单片机方法

　　(1) 有刻苦学习的决心。

　　(2) 有一套完整的学习开发工具：学习单片机是需要成本的。一般要有一台电脑、一块单片机开发板(如果开发板不能直接下载程序代码，还得需要一个编程器)、一套视频教程、一本单片机教材、一个单片机编程开发环境软件和一本 C 语言教材。

　　(3) 要注重理论和实践相结合。

【单片机系统开发】

（一）单片机系统开发过程

单片机系统开发一般有如下几步：

　　(1) 任务分析，理清整体设计思路：根据实际任务的要求，确定需要实现的功能，画一个设计思路方框图。

　　(2) 选择单片机型号及所需外围器件型号，用电路图设计软件(如 Proteus 软件)画单片机硬件电路原理图。

　　(3) 用单片机开发集成环境软件设计程序：根据程序设计思路，进行单片机资源分配，画程序流程图，写程序代码。

(4) 软、硬件调试：通常还要进行软件和硬件仿真调试。

(5) 制作印刷电路板。

(6) 将应用程序写入（也称烧入）单片机内部。

(7) 形成应用产品。

(二) 一个 PIC 单片机项目开发过程演示

实现任务：测量环境温度，并用数码管每隔一秒钟动态显示。

本设计用 8 位 PIC 单片机 PIC16F877A 实现应用系统，完成环境温度实时测量。

(1) 硬件电路图和工作过程。硬件电路由 8 位 PIC 单片机、温度传感模块 DS18B20、两块 8 位串行移位输入并行输出寄存器芯片 74HC595、两组四位共阳极数码管(共 8 位)等几部分组成，如图 2-12-7 所示。

基本工作过程：温度传感模块 U4 感知环境温度，在其内部转换为数字电压；PIC 单片机 U1 运行程序从其 RB5 脚输入温度数字电压，在单片机内部进行数据处理，然后每隔一秒钟的时间从单片机的 RC5 脚(输出移位数据)、RC3 脚(输出移位脉冲)、RC4 脚(输出锁存脉冲：将串行数据锁存到并行输出端)输出数据到两块 8 位串行移位输入并行输出寄存器 U2 和 U3，再驱动 8 位共阳极数码管，每隔一秒钟实时动态显示环境温度。

X1、C4、C5 和单片机 U1 相关内部电路构成 4MHz 晶体振荡器，保证单片机能在时钟作用下有序正常工作；DS18B20 温度传感模块 U4 内部都是由模拟和数据电路组成的。

注意：电路中的+5V 电源供电电路、各芯片的供电和地脚没有画出。

由上述可知，单片机应用系统的硬件电路都是基于模拟和数字电路的。

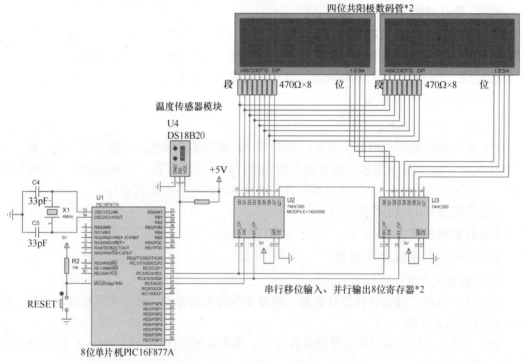

图 2-12-7 测量环境温度的 PIC 单片机应用系统硬件电路

(2) PIC 单片机软件设计。用 PIC 单片机开发环境 MPLAB 编程(用 C 语言)、编译和调试(开发过程见操作演示)。

代码如下(仅供参考)：

```
/***********************************************************************
程序功能：温度传感器测试
开发环境：PICC9.8 编译器
硬件环境：CEPARK 多功能开发学习板/实验箱(2013 版)，PIC16F877A 核心板，芯片
PIC16F877A，晶振 4MHZ
接线说明：核心板 RC3～RC5 口接底板 JP26，具体为：RC4-STCP，RC3-SHCP，RC5-DS
核心板 RB5 接底板 JP35
跳线说明：J70
实验现象：8 位数码管的左 4 位显示温度值。
***********************************************************************/
#define _XTAL_FREQ 4000000
#include "lian_pic.h"
#include "ds18b20_pic16f877a.h"
__CONFIG(HS&WDTDIS&LVPDIS&PWRTEN);
//HS 振荡，禁止看门狗，低压编程关闭，启动延时定时器
uchar disbuf[4];
uint t;
uchar time_ok=0;
//******************函数声明*******************
uchar spi_write_read(uchar dd);
void led_display(void);
void decimal_bcd_16bit(uint cnt);
void ds18b20_startconvert(void);
uint ds18b20_getconvert(void);
//************** 主程序 *******************
void main(void)
{
    SSPM3=0;
    SSPM2=0;
    SSPM1=0;
    SSPM0=0; //spi 主控模式，时钟为 Fosc/4
    CKP=0; //空闲为低电平
    STAT_CKE=1; //SDO 前沿采样
    STAT_SMP=0; //在数据输出时间的中间采样输入数据
    TRISC3=0; //RC3/SCK 为输出
    TRISC5=0; //RC5/SDO 为输出
    TRISC4=0; //RC4/SDI 为输出(不使用 SDI 引脚时，可设置为输出，作普通 io 用)
    RC4=0;
    SSPEN=1; //使能 MSSP 模块，启用 spi 或 iic
```

```
    PSA=1；//前置分频器分配给 WDT(TMR0 时钟不分频)
    T0CS=0；//设为定时方式
    TMR0=256-200+2；//定时 200 个时钟
    GIE=1；//总中断允许
    T0IE=1；//TMR0 中断允许
    __delay_ms(15) ；
    while(1)
    {
        if(time_ok)//1s 定时时间到，读取温度值
        {
            time_ok=0；
            GIE=0；//关闭总中断
            ds18b20_startconvert()；//启动温度转换
            t=ds18b20_getconvert()；//读取温度值
            GIE=1；//打开总中断
            decimal_bcd_16bit(t)；
        }
    }
}


//*******************启动转换*********************
void ds18b20_startconvert(void)
{
    init_ds18b20();                    //初始化 DS18B20
    write_ds18b20(ds18b20_skip_rom)；//跳过读序号列号的操作
    write_ds18b20(ds18b20_convert_ram)；//启动温度转换
}


//*******************获取温度值*********************
uint ds18b20_getconvert(void)
{
    uchar Temperature_L=0；
    uchar Temperature_H=0；
    uint   t；
    init_ds18b20();                    //初始化 DS18B20
    write_ds18b20(ds18b20_skip_rom)；//跳过读序号列号的操作
    write_ds18b20(ds18b20_read_ram)；//读取温度寄存器等(共可读 9 个寄存器)前两个就
是温度
    Temperature_L=read_ds18b20()；//读取低八位温度值
    Temperature_H=read_ds18b20()；//读取高八位温度值
//*******************(测量精度 0.01 度)*************************
    t=(Temperature_H<<8)   |Temperature_L；
    t=(uint)(t*0.0625*100)；//将测量值转换为实际温度并扩大 100 倍
```

```c
    if(t>9900)
    {
      t=0;
    }
    return(t);
}
//***************spi 总线发送接收数据***************
uchar spi_write_read(uchar dd)
{
  uchar buf;
  SSPBUF=dd;
  while(!STAT_BF); //等待数据发送接收完毕
  buf=SSPBUF;
  return (buf); //返回接收到的数据
}
//***************数码管显示***************
void led_display(void)
{
  const uchar smg[]={0xC0, 0xF9, 0xA4, 0xB0, 0x99, 0x92, 0x82, 0xF8, 0x80,
0x90, 0x00, };
            //显示数字 0    1    2    3    4    5    6    7    8    9    all
  const uchar smg_bit[]={0x01, 0x02, 0x04, 0x08, 0x10, 0x20, 0x40, 0x80, 0xff, };
//某位显示  0    1    2    3    4    5    6    7    all
  static uchar st=0;
    if(st==1) //点亮小数点
  {
    RC4=0;
    spi_write_read(smg_bit[st]);
    spi_write_read(smg[disbuf[st]]&0x7f);
    RC4=1;
  }
    else
  {
    RC4=0;
    spi_write_read(smg_bit[st]);
    spi_write_read(smg[disbuf[st]]);
    RC4=1;
  }
    st=(++st)%4;
}

void decimal_bcd_16bit(uint cnt)
{
  disbuf[0]=(cnt/1000)%10;
```

```
    cnt=cnt%1000;
    disbuf[1]=(cnt/100)%10;
    cnt=cnt%100;
    disbuf[2]=cnt/10；//除以 10
    disbuf[3]=cnt%10；//取出个位
}

//*******************中断服务程序*****************
void interrupt isr(void)
{
    static uchar time_con1=0;
    static uint   time_con2=0;
        if(T0IE&&T0IF)//判断是否为 TMR0 中断
    {
        T0IF=0；//清 TMR0 中断标志位(必须用软件清零)
        TMR0=TMR0+58；//TMR0 重新赋初值
        if(++time_con1>=5) //每次定时 1ms
        {
            time_con1=0;
            led_display();
        }
        if(++time_con2>=5000)
        {
            time_con2=0;
            time_ok=1;
        }
    }
}
```

(3) 程序调试通过后，将程序"烧写"至单片机。

(4) 实际运行，完成设计任务。

用其他单片机(如 51 单片机)组成的应用系统开发过程也基本一样，不再叙述。

【思考题】

(1) 什么叫单片机？单片机一般分哪几类？

(2) 单片机应用系统由哪几部分组成？

(3) 基于"冯·诺依曼"结构的 51 单片机和采用"哈佛"结构的 PIC 单片机有什么区别？

(4) 简述单片机应用系统的一般开发过程。

(5) 上网查阅 74HC595 芯片的逻辑功能和各脚作用。

参 考 文 献

陈仲本，况明星. 2010. 医用物理学. 北京：高等教育出版社

陈仲本. 2015. 医学电子学基础. 3 版. 北京：人民卫生出版社

方立铭. 2015. 医用物理学实验. 上海：同济大学出版社

冯永振. 2010. 医学物理学实验. 北京：科学出版社

盖立平，仇惠，李乐霞. 2013. 医学物理学实验. 3 版. 北京：科学出版社

顾三春，仝迪. 2009. 电子技术实验. 北京：化学工业出版社

宏武. 2011. 物理学. 6 版. 北京：人民卫生出版社

侯晓强，苏金瑞. 2015. 医用物理实验. 北京：高等教育出版社

胡新珉. 2013. 医学物理学. 8 版. 北京：人民卫生出版社

喀蔚波. 2012. 医用物理学. 3 版. 北京：高等教育出版社

李宾中. 2010. 医学物理学. 北京：科学出版社

李刚，林凌. 2014. 生物医学电子学. 北京：北京航空航天大学出版社

李进，宋滨. 2011. 电子技术实验. 北京：化学工业出版社

李荣正，陈学军. 2006. PIC 单片机实验教程. 北京：北京航空航天大学出版社

李学海. 2007. PIC 单片机实用教程：基础篇. 2 版. 北京：北京航空航天大学出版社

梁路光. 2009. 医用物理学. 2 版. 北京：高等教育出版社

刘剑. 2012. 51 单片机开发与应用基础教程(C 语言版). 北京：中国电力出版社

刘鹏，刘旭. 2013. 电子技术基础. 北京：北京理工大学出版社

潘志达，盖立平. 2013. 医学物理学. 2 版. 北京：科学出版社

孙丽媛，新慧. 2014. 大学物理实验. 北京：清华大学出版社

王光昶，贺兵. 2016. 医学物理学. 北京：科学出版社

杨兵初. 2008. 大学物理学. 北京：高等教育出版社

应俊. 2013. 51 单片机原理与应用实验指导. 西安：西安电子科技大学出版社

张延芳. 2014. 医用电子学. 北京：科学出版社

张翼，罗亚梅. 2013. 医学物理学实验. 南京：江苏科学技术出版社

周晓明，於黄忠. 2012. 大学物理实验. 广州：华南理工大学出版社

附录 1 常用数字集成电路管脚图

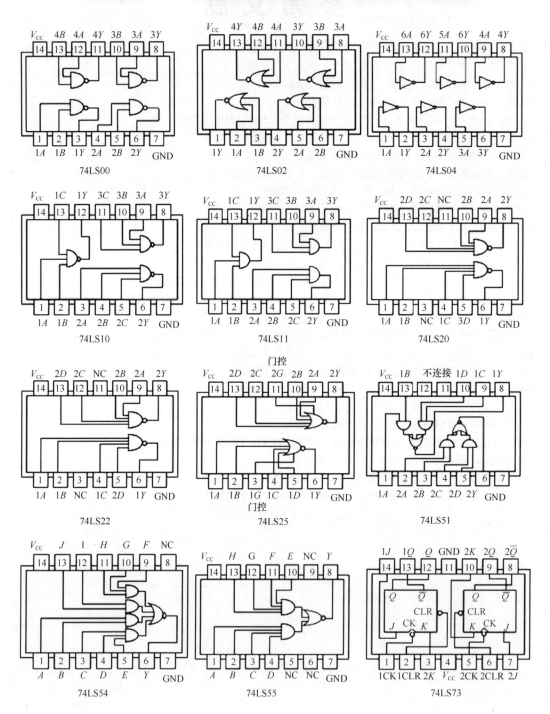

74LS00

74LS02

74LS04

74LS10

74LS11

74LS20

74LS22

74LS25

74LS51

74LS54

74LS55

74LS73

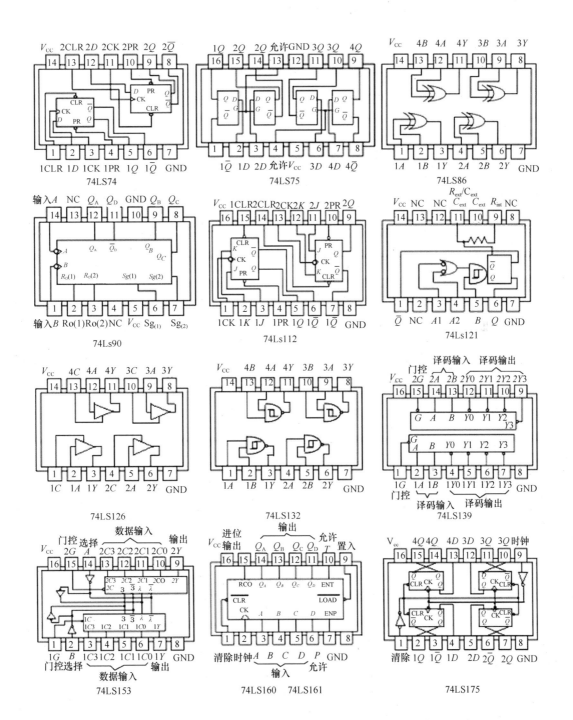

74LS74　74LS75　74LS86

74LS90　74Ls112　74Ls121

74LS126　74LS132　74LS139

74LS153　74LS160　74LS161　74LS175

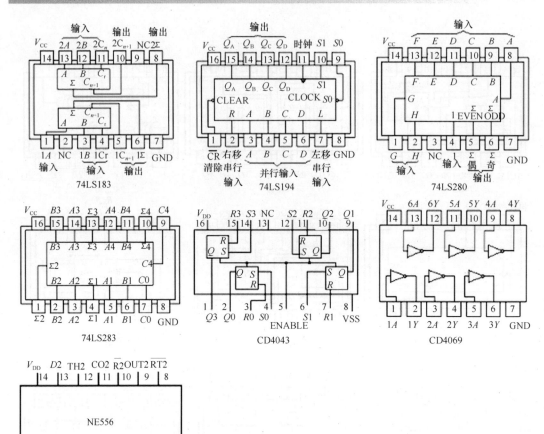

附录 2 实 验 守 则

一、学生实验守则

(1) 实验室是教学实验和科学研究的重要基地，与实验无关的人员未经许可不得擅自进入。学生在实验室进行教学实验必须遵守相关规章制度。

(2) 学生须认真预习实验指导书，明确实验目的、步骤，初步了解实验所用仪器的性能、使用方法、注意事项，未经预习或无故迟到者，指导教师有权停止其实验。

(3) 进入实验室必须穿工作服，不得高声喧哗，不得随便移动仪器设备等。不得随地吐痰，不乱抛纸屑杂物。禁止吸烟、吃东西，保持室内整洁卫生，杜绝意外事故发生。

(4) 严格遵守操作规则，服从指导教师指导，仪器安装完毕，经指导教师检查后方进行实验。如实、认真做好原始记录，不得抄袭他人实验结果。

(5) 爱护实验室仪器设备工具，如果违反操作规程或不听从指导而造成仪器设备工具损坏，应作相应赔偿；在仪器设备上乱涂、乱贴，一律赔偿 20 元人民币。具体处理过程：确认当事学生责任和赔偿金额，实验室管理人员开出赔偿单，由学生本人交到学校财务室，在缴纳赔偿金额后，凭学校收款收条方可重新实验。

(6) 注意安全，节约水、电和实验材料，遇到事故要立即切断电源、火源，并报告指导教师进行处理。严重事故应保护好现场，等待处理。

(7) 实验完毕应将仪器、工具、器皿归还原处，清理实验场所，经指导教师检查后方可离开实验室。

(8) 学生必须用事实求是的态度认真分析实验结果，写出实验报告，不得抄袭或臆造，并按时交送实验报告。

(9) 每次实验后，由学生轮流值日，负责打扫和整理实验室，并检查水、电开关及门、窗是否关紧，以保持实验室的整洁和安全。

二、实验室安全卫生制度

(1) 实行实验室管理员负责制。实验室管理员也作为义务消防员，进行经常性的消防检查，加强防火、防盗、防水、防事故的工作。

(2) 凡进入实验室工作的人员及学生。必须认真阅读安全知识，明确安全规范和承担的责任。

(3) 大型、精密贵重仪器设备应有安全操作规程，专人负责保养和操作。未经许可不得擅自操作、拆卸。稀贵材料、剧毒、易燃、易爆化学物品、燃料和压力容器必须分类存放，专人管理，经常检查领发和回收手续。

(4) 电器设备必须按规定安装，不得乱拉临时线路，设备运行期间必须有人值班，严禁在实验室内私用电炉和其他电热器具，下班须切断电源、关水源、气源和门窗。

(5) 专人负责保管钥匙，严禁交他人或私配钥匙，无关人员不得擅自进入实验室。

(6) 实验室内禁止放私人财物，不许留客住宿。走道和楼梯不得堆积杂物，保证消防通道畅通无阻。

(7) 经批准的校外单位人员到实验室协作、加工、调试，必须由实验室工作人员陪同。

(8) 消防器材存放应醒目易取，不得移做他用或挪用。工作人员应熟悉灭火器材性能和使用方法。及时报火警 119，扑救初起火灾。

(9) 如有盗窃和意外事故发生，各部门不得隐瞒，应及时报告保卫部门及主管部门，并保护好现场。

(10) 进入实验室必须遵守制度，爱护公物。不得随地吐痰，乱扔纸屑杂物。仪器设备经常擦拭，保证完好。坚持每日一小扫，每周一大扫。

(11) 仪器设备布局合理，摆放整齐，干净无尘。废液、废渣应分类堆放及时处理，防止污染。

三、事 故 处 理

医学物理学有关实验会与 220V 交流市电打交道，有一定的危险性，因此，在进行物理实验时，必须在思想上充分重视安全问题。实验前充分了解有关安全注意事项，实验过程中严格遵守操作规程，以避免事故发生。如果在实验过程中发生了事故，可以采取以下救护措施：

(1) 当烫伤时，在烫伤处抹上黄色的苦味酸溶液或烫伤膏，切勿用水冲洗。

(2) 人体触电时，应立即切断电源，或用非导体将电线从触电者身上移开。如有休克现象，应将触电者移到有新鲜空气处立即进行人工呼吸，并请医生到现场抢救。

(3) 实验过程中万一发生着火，应立即切断电源，移走易燃物质等，防止火势蔓延。灭火的方法要根据起火原因采用相应的方法。一般的小火可用湿布、石棉布覆盖燃烧物灭火。火势大时可使用泡沫灭火器。但电器设备引起的火灾，只能用四氯化碳灭火器灭火。实验人员衣服着火时，切勿乱跑，应赶快脱下衣服，用石棉布覆盖着火处，或者就地卧倒打滚，也可起到灭火的作用。火势较大，应立即报火警。